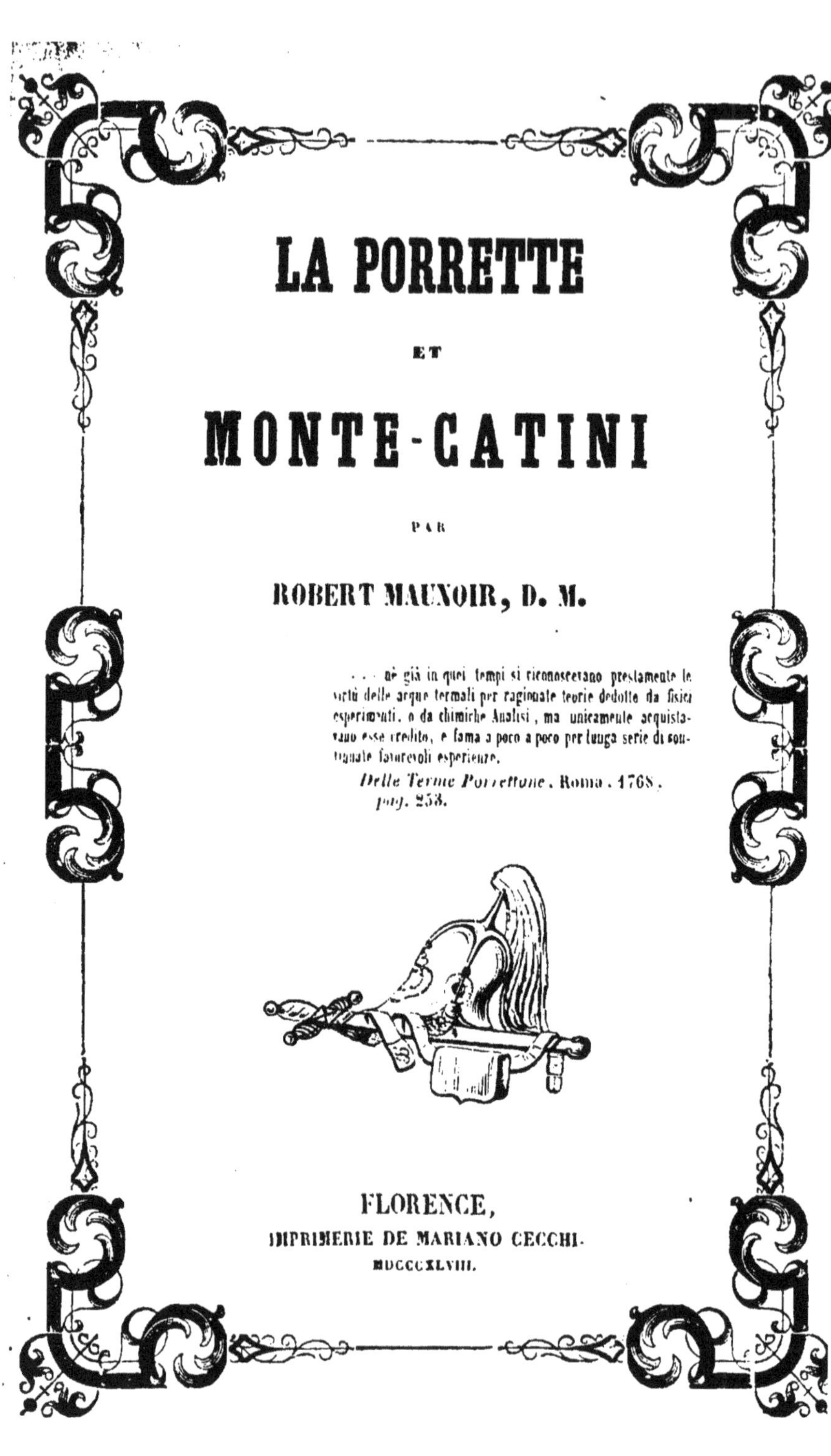

LA PORRETTE

ET

MONTE-CATINI

PAR

ROBERT MAUNOIR, D. M.

> . . . . nè già in quei tempi si riconoscevano prestamente le virtù delle acque termali per ragionate teorie dedotte da fisici esperimenti, o da chimiche Analisi, ma unicamente acquistavano esse credito, e fama a poco a poco per lunga serie di continuate favorevoli esperienze.
>
> *Delle Terme Porrettone.* Roma. 1768. pag. 253.

FLORENCE,
IMPRIMERIE DE MARIANO CECCHI.
MDCCCXLVIII.

LA PORRETTE

ET

MONTE-CATINI

PORRETTE

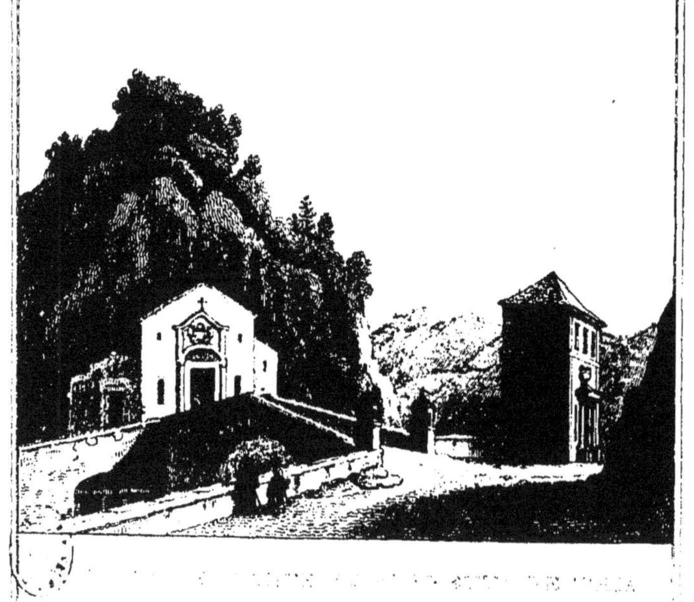

LA PORRETTE

ET

MONTE-CATINI

PAR

ROBERT MAUNOIR, D. M.

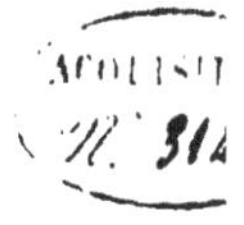

> . . . . . ne già in quei tempi si riconoscevano prestamente le
> virtù delle acque termali per ragionate teorie dedutte da fisici
> esperimenti, o da chimiche Analisi, ma unicamente acquista-
> vano esse credito, e fama a poco a poco per lunga serie di
> continuate favorevoli esperienze.
>
> *Delle Terme Porrettane*, Roma, 1768.
> *pag.* 253.

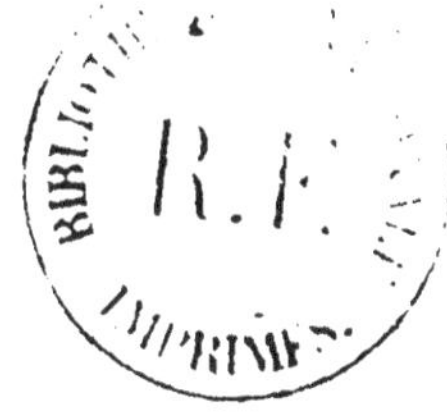

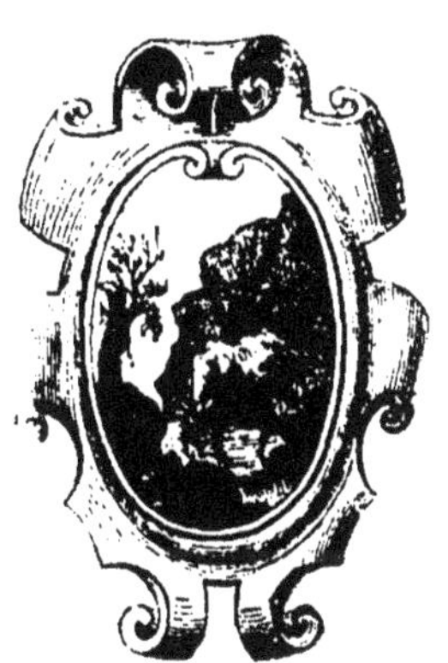

FLORENCE,

IMPRIMERIE DE MARIANO CECCHI.

MDCCCXLVIII.

À

MONSIEUR JEAN-PIERRE MAUNOIR

PROFESSEUR DE L'ACADÉMIE DES SCIENCES À GENÈVE,
CORRESPONDANT DE L'INSTITUT, MEMBRE DE PLUSIEURS
SOCIETÉS SAVANTES EN EUROPE ET AUX ETATS-UNIS, ETC. ETC.

Voilà, mon bien aimé Père, une operetta modeste résultat médico-scientifique, et peut-être quelque peu littéraire, de mes pérégrinations sur cette terre du Dante et de Mascagni, de Virgile et de Galien. Le nom que tu as rendu célèbre dans la science, rappelle en Italie ceux des Vaccà et des Scarpa; — n'avais-je donc pas toute sorte de motifs pour te dédier mon livre? —

ton dévoué et affectionné fils
ROBERT MAUNOIR
Docteur-Médecin.

Lung'Arno 1190.

Florence, 18 Juin 1848

INTRODUCTION

Désirant appeler l'attention des Étrangers qui séjournent en Italie, sur des Établissements Thermaux presqu'uniquement fréquentés jusqu'ici par la Société italienne, l'auteur de cette publication, homme de l'art lui-même avant tout, devait chercher en même temps à rendre son œuvre utile aux médecins: aussi est-ce dans cette intention qu'après avoir successivement consulté et épuisé à peu près tout ce qu'il a pu trouver de documents anciens ou récents sur la matière, il s'est étayé surtout des faits recueillis par leurs médecins respectifs, aux deux Établissements dont il s'occupe ajourd'hui.

Si donc il croit ne s'être pas trop éloigné du but dans l'accomplissement de cette partie de sa tâche, c'est aux traités publiés dans ces dernières années, sur la Porrette par le Professeur Paolini, et sur Monte-Catini par le Docteur Maluccelli et le Professeur Giuli, qu'il en est redevable.

L'histoire des *Bains de Monte-Catini*, aussi remarquable comme œuvre de style qu'intéressante sous le rapport médical, d'un auteur classique dans la science, feu le Professeur Jacques Barzellotti de Pise, ne lui a pas été moins utile dans le cours de ses recherches au sujet de cet Établissement.

Ensuite, osant espérer que cette esquisse pourrait inspirer quelqu'intérêt en dehors de celui qui se rattache à la médecine, l'auteur a fait précéder la partie médicale proprement dite de son travail, de quelques considérations sur l'histoire naturelle des deux localités où sourdent en si grande abondance ces Eaux Thermales, en comprenant dans ces considérations l'analyse de ces Eaux, et en y ajoutant les réflexions que les lieux et les choses lui ont suggérées.

Un volume in-4° de la fin du dernier siècle, intitulé *Delle Terme Porrettane*, que l'auteur a parcouru, et dans lequel il a puisé les traits saillans qui forment le cadre de son histoire des Monts de la Porrette ainsi que la relation de plusieurs phénomènes curieux que présentèrent alors à une analyse laborieuse les Eaux Porrettaines, lui a fourni aussi quelques fragments historiques de couleur locale relatifs à ces vallées pittoresques.

Le Porrettane, ou lettres artistiques sur la Porrette *and the lions thereof* d'un Bolonais, homme d'esprit, amateur, lui ont offert le texte de quelques remarques intéressantes à l'endroit des églises et des couvents, dont il fait part à ses lecteurs.

Enfin, il a complété son histoire de Monte-Catini avec le récit de deux épisodes des guerres du temps des Républiques, qui donnèrent de la célébrité à ces contrées.

PORRETTE

PORRETTE

CHAPITRE PREMIER

Trajet de San-Marcello à Collina. — Nouvelle route de Pistoie aux Bains de la Porrette. — Position géographique de ces Thermes. — Article géologique.

> Once more upon the woody Appennine.
>
> BYRON, *Child. Har. Pilgr., C. IV, St. LXXIII.*

Quand on se rend de San-Marcello aux Bains de la Porrette, on trouve, après avoir fait deux lieues environ sur la route de Florence, le hameau de Ponte-Petri situé au pied d'un haut coteau appelé Col di Lancisa ; là, on quitte la grande route pour prendre le sentier de la montagne, au sommet de laquelle on parvient au bout d'un grand quart d'heure de montée à cheval. On se trouve alors subitement en face de l'un de ces panoramas magnifiques qui récompensent le voyageur au centuple de ses fatigues.

De ce point culminant la vue embrasse à la fois toute cette riche contrée qui est comprise entre Florence et la mer ; et tandis que sur la gauche la longue échine de la Botte Italique, et en face les coteaux des Maremmes, se dessinent dans un lointain vaporeux, sur le premier plan et comme centre de ce tableau imposant, apparait la ville de Pistoie dont les toits, rouge d'ocre, réchauffés à un soleil du midi, ont à une distance de quatre ou cinq lieues et depuis ces hauteurs, l'apparence d'un jeu de cartes jeté au hazard au milieu d'un immense tapis. Continuant à suivre la crête de la montagne, on découvre bientôt la nouvelle chaussée construite pour établir une communication directe entre Livourne et Bologne, et prenant celle-ci à son point de départ dans le voisinage de Pistoie, on la voit monter et se déployer telle qu'un boa gigantesque sur les flancs élancés des Apennins, puis arrivée à l'autre extrémité de cette crête, tourner brusquement au point le plus élevé de son parcours les hauteurs de Collina pour se plonger derrière cette montagne, et s'en aller descendre insensiblement au travers des défilés et des solitudes, le long du Reno, jusqu'à la Porrette et Bologne.

Des Bains de la Porrette à cette dernière ville la route est assez médiocre, aussi est-il à désirer que les conseils d'administration du Bolonais s'occupent de la rendre plus praticable dans toutes les saisons, qu'elle ne l'est aujourd'hui. Une vieille route, que l'on dit même à peu près impraticable en hiver, aboutissant à la Porrette avec la fin d'une superbe chaussée amenant de la Toscane, est une anomalie que l'esprit de progrès qui domine aujourd'hui dans les États Romains comme partout ailleurs en Italie, ne doit pas laisser plus long temps subsister. Il serait fâcheux aussi, que la perspective d'un chemin de fer empêchât de faire les réparations qu'exige avant tout cette nouvelle communication avec la Toscane qui ne peut manquer d'acquérir, même par la voie ordinaire d'une bonne route, chaque jour plus d'importance (1).

C'est au pied de ces montagnes, et dans le voisinage du village de S.ᵗ Momé que viendra aboutir du côté de la Toscane la ligne projetée du chemin de fer, qui doit relier les villes du littoral avec Bologne et le Nord de l'Italie; on percera un tonnel dans cet endroit, qui s'ouvrira de l'autre côté, au niveau de l'une des branches du Reno et au dessous de Ponte-Petri. Passé Ponte-Petri, la ligne prendra la direction des Bains de la Porretto.

Les Bains de la Porrette, qui jouissent d'une célébrité fort ancienne et que l'on pourrait appeler le Barèges de l'Italie, sont une dépendance de la province de Bologne, et se trouvent situés aux 44° 9'58" lat. et 8° 37'46" long., et à 370,50 mètres, suivanᵗ Molina, d'élévation au dessus du niveau de la Méditerranée, entre Bologne et Pistoie, à 30 milles de la première de ces deux villes, et 25, environ, de la seconde.

Posée en fer à cheval sur le *Rio Maggiore* et s'étendant sur un plan incliné de l'Ouest à l'Est, entre les monts *Sasso-*

---

(1) Il faut deux heures et demie pour faire la montée de Pistoie à Collina. Là on trouve une très bonne auberge tenue par Giuseppe Signorini, un parfait galant homme. Le cas échéant on pourrait y coucher, car cette maison fort propre offre plus de *comforts* que l'on n'en trouve d'ordinaire dans une auberge de grande route. La population de ces montagnes est fraîche et vigoureuse. Ce serait un endroit excellent pour y reprendre des forces après une longue convalescence etc. — Il n'y a rien d'exquis comme la petite truite et les fraises de Collina.

Cardo et *della Croce* d'un côté, et la rivière du *Reno* de l'autre, la Porrette, petite ville dont la population s'élève à deux mille habitants environ, emboîte de ses deux rues irrégulières sur une longueur d'un tiers de mille à peu près, le cours assez rapide de ce torrent jusqu'à l'endroit ou celui-ci vient mêler ses eaux cristallines à celles du Reno. Ces deux rues communiquent entr'elles par deux ponts dont l'un se trouve placé à la partie moyenne de la ville, et le second forme une *piazzetta* à sa partie supérieure, — petite place qui sert d'atrium à la portion de l'Établissement Thermal qui se trouve dans l'intérieur de la ville.

Le Reno est une rivière tributaire du Pô qui naît de deux branches principales provenant des gorges du revers septentrional de la portion des Apennins, qui sépare les États de la Légation de Bologne du Val d'Arno inférieur. Cette rivière débouche dans la vallée de la Porrette par une gorge étroite, entre le *Poggio* de la *Rocchetta* à l'Ouest, et le mont de la *Madonne* à l'Est, et traverse, dans son plus grand diamètre du midi au nord, cette vallée longue de six à huit milles, et large de trois ou quatre.

Le Mont Porrettain au tour duquel pivote surtout l'intérêt qui se rattache à ces lieux, figure un segment d'amphithéâtre d'un mille de long, situé au Sud-Ouest de la vallée, entre le Rio-Maggiore au Nord-Ouest, et le Reno à l'Est. Il reçoit différents noms dérivant des *poggi* ou sommités dont il se compose ; ainsi il est appelé, successivement, du Nord-Ouest à l'Est, *Monte di Sasso-Cardo*, lequel forme à lui seul un mont isolé au Nord du Rio-Maggiore ; puis de l'autre côté de ce torrent, le *Monte della Croce*, les sommités de *Madognana*, et de la *Rocchetta*. Ensuite, les hauteurs qui coutournent le reste de la vallée, se continuent à l'Est et sur la rive droite du Reno, par le *Monte Cereto* ou de la Madonne, lequel, se dirigeant vers le Nord, se confond bientôt avec les coteaux qui font face à la ville et au mont de la Porrette; enfin ceux-là, se prolongeant sur la droite de la rivière, vont rejoindre, au fond de la vallée, la chaîne d'Apennins qui termine au Nord son horizon.

Le mont ou rocher du Sasso-Cardo s'élève à pic au Nord du Rio-Maggiore, et forme au dessus de ce torrent une cloison escarpée et inaccessible. Cette montagne est formée de roches de nature diverse disposées en couches contigues et pour la plupart perpendiculaires à l'horizon; celles qui se trouvent le plus à l'Ouest, se replient par leur extrémité supérieure un peu à l'O. S. O. Ces couches se présentent sous la forme de cubes ou parallélipipèdes de dimensions diverses, offrant des solutions de continuité et se trouvant ainsi divisées quelquefois transversalement, d'autres fois en masses irrégulières. A peu de distance au-delà vers le nord, on ne trouve plus aucune trace de ces couches verticales, celles-ci pénétrant et se perdant dans les profondeurs de la montagne à mesure qu'elles s'éloignent du Sasso-Cardo.

En parcourant le sommet du Sasso-Cardo on trouve, çà et là parmi les rochers, des spiraux ou fissures, d'où s'exhalent des vapeurs inflammables d'hydrogène carburé. L'une de ces ouvertures tournée du côté du midi, est haute d'un pied et large d'un travers de doigt, et protégée d'un gros caillou qui la surmonte. Si l'on en approche un corps en ignition, il s'y produit instantanément une belle flamme qui continue à brûler indéfiniment, et au même instant on entend un bruit sourd qui cesse bientôt après, et qui est dû à l'explosion d'une certaine quantité de gaz contenu dans la montagne communiquant avec l'air extérieur. Ce petit volcan allumé pendant la nuit fait l'effet d'un fanal placé à une grande hauteur. Il existe aussi à la base du rocher plusieurs autres fissures qui donnent issue au gaz, et qui forment autant de becs que l'on fait brûler à volonté. En dégageant ces ouvertures des pierres et de la terre qui les obstruent, il s'en échappe une odeur lourde et nauséabonde, et ayant quelque chose de bitumineux et d'empyreumatique. On trouve sur leurs bords deux espèces de substances, dont l'une est onctueuse et grasse au toucher, et d'une couleur fauve; et l'autre blanche, douce, insoluble dans l'eau et adhérente aux parois de la fissure; toutes deux sont sans odeur ni saveur. Plus à l'intérieur du rocher, on trouve une terre noire, tenace et fétide, et une autre substance jaunâtre, acido-styptique, soluble dans l'eau et inodore. La substance grasse onctueuse, partout où on la rencontre, est un signe certain de la présence dans cet endroit de vapeurs inflammables. Le thermomètre de Réaumur placé dans l'intérieur des fissures, marque toujours $+28°$ à $29°$ R. (95-97 Fahr. 35-38,35 cent.), quelque soit d'ailleurs la température de l'air extérieur.

Le rocher du Sasso-Cardo percuté, surtout dans les endroits où il est à découvert, rend un son creux et sourd. Cette résonnance indique dans l'intérieur de la montagne, la présence d'anfractuosités ou de cavernes, qui sont vraisemblablement les officines naturelles dans lesquelles s'élaborent ou s'éliminent ces fluides minéralisés avec leurs proportions diverses de matières solides et de substances gazéiformes, avec leurs quantités respectives de caloricité, — j'ai presque dit avec leur vitalité?

Quoiqu'il en soit, les sources dont le Sasso-Cardo forme le grand réservoir, sourdant au travers de plateaux de grès, viennent alimenter les bains du Lion et du Bœuf, situés à sa base, — les courants d'eau minérale découverts depuis peu dans les fondations des prisons voisines de ces établisse-

ments, — toutes les veines d'eau thermale qui sourdent de la
surface du rocher dans le lit même du torrent et se perdent
dans les eaux de celui-ci, — et enfin les Bains Marte et Reale
situés de l'autre côté du torrent, au pied du mont de la Croce,
qui abondent comme les premiers et plus que les autres sources de la Porrette en général, en carbure d'hydrogène. Disons
en passant que cette portion des Établissements Porrettains se
compose: 1° de l'établissement Leone et Bovi, situé au pied
du Sasso-Cardo, sur le côté gauche du torrent; 2° de l'établissement Marte Reale et Tromba, et de celui des Donzelle:
ces deux derniers étant sis à la base du mont de la Croix
vis-à-vis du précédent, e sur la rive droite du Rio.

Ces sources qui sont, comme on vient de le voir, imprégnées
de carbure d'hydrogène, contiennent ce gaz dans des proportions diverses; l'eau del Bue est celle qui en est le plus riche. Le gaz s'y trouve dans la proportion de 5 à 6 pouces
cubes pour 100 onces d'eau, ou environ ¾ de pouce par livre. Cette circonstance suggéra il y a une douzaine d'années
à un nommé *Spiga*, simple cordonnier, l'idée d'utiliser ce gaz
naturel pour l'éclairage des bains. A cet effet un petit gazomètre fut placé dans l'un des cabinets qui reçoivent l'eau de
cette source, et un certain nombre de becs furent distribués aux
divers compartiments de l'établissement Leone et Bovi. L'un de
ces becs placé à l'extérieur du bâtiment au-dessus de la porte,
sert d'éclairage à la petite place. Ce réverbère qui fut allumé
en 1834, n'a jamais cessé de brûler depuis lors.

Dans la salle du Lion on lit le dystique latin ci-dessous,
qui fait allusion à l'heureuse idée de Spiga.

Natura ut dederit morbos dispellere lymphis
Pellere jam tenebras ars tua Spiga parat.
Anno MDCCCXXXIV.

Cette lumière a pourtant quelque chose de livide qui tient
probablement à une certaine quantité de vapeur d'eau, d'acide
carbonique et de gaz acide sulphydrique, mêlés au proto-car-
bure d'hydrogène, mais dont il ne serait pas impossible, sans
doute, d'isoler ce dernier. Quel obstacle encore à avoir un second
gazomètre plus grand que celui qui est en activité, et qui n'était
probablement qu'un essai? Les eaux del Bue, les plus abondantes
de la Porrette, et qui pourraient le devenir encore davantage,
comme il le sera dit plus loin, ne fourniraient-elles pas assez
de gaz pour l'alimentation d'une nouvelle série de becs? Du
reste, lorsqu'on s'occupera de terminer le Casino commencé au
dessus de la source du Lion, et qu'il s'agira d'éclairer le
local, on s'adressera tout naturellement au gaz que l'on a sous
la main (2). Toutefois il n'est sans doute personne, hormis

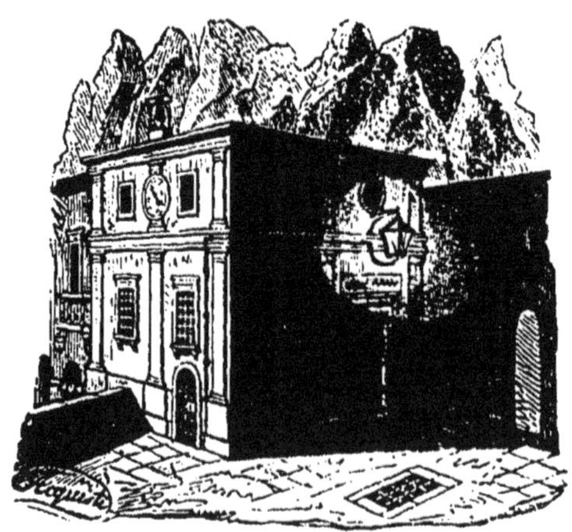

L E O N E E B O V I

(2) Il y a déjà progrès, car la seconde fois que l'auteur visita l'Établissement, au mois de Juillet 1847, une partie de la ville était éclairée avec le gaz des sources.

ceux qui ont fait à la Porrette un pélérinage de santé ou d'agrément, qui s'imagine qu'au fond des Apennins il existe une petite ville jouissant du privilège d'avoir un de ses édifices publics éclairé au moyen d'un gazomètre naturel inépuisable.

Le *Poggio della Croce* est ainsi appelé d'une grande croix que l'on voit d'assez loin, plantée à son sommet. La charpente rocheuse de cette montagne est recouverte d'une terre rougeâtre sablonneuse, disposée en couches horizontales, et de masses isolées de calcaire dit *alberese* (pierre à chaux). A partir de ce point les couches Porrettaines continuent à l'Est, cessant d'être visibles par leur plan supérieur et étant le plus fréquemment recouvertes de cette même terre et de couches horizontales de roche calcaire. Sur le *Poggio de Madognana*, on voit de fort beaux chênes qui annoncent dans ces lieux une certaine profondeur de terrain; et c'est seulement sur le flanc escarpé du Mont Porrettain qui surplombe le Reno, que ces couches se décèlent de nouveau. Au dessous du Madognana, des fragments de rochers couvrent çà et là le bas de la montagne. Dans sa dernière portion, dite *Poggio della Rocchetta*, où le Porrettain s'élève à pic au dessus du Reno que celui-ci baigne au Sud, les couches sont à peu près perpendiculaires à l'eau du fleuve; tandis que celles dont l'aspect est tourné vers le nord du côté du Sasso-Cardo, sont inclinées de haut en bas du S. S. O. à l'E. N. E., et forment avec l'horizon un angle de soixante degrés à peu près. De l'autre côté de la rivière, les couches qui soutiennent le *Monte Cereto* ou de la Madonne, le sont encore davantage. En sorte que lors même qu'un peu plus loin on en perde la trace, celles-ci étant ensevelies dans les ramifications des Apennins, il est permis de penser que peu à peu elles finissent par prendre une position à peu près horizontale.

Ces couches presque verticales, sont pour la plupart formées
de ce beau grès, *pietra serena*, *sandstone*, *macigno*, que l'on
rencontre souvent dans les Apennins et dont parle Ulysse Aldo-
vrandi « ad coeruleum colorem vergit lapis ille *petra serena*
appellatus, cujus variae fodinae in Cortona, Agro Volterrano, et in
omnibus ferè Appenninis reperiuntur. » Ces couches de grès
azuré, occupent presque toutes le côté oriental du Mont Porrettain;
d'autres qui sont formées d'un calcaire noir, ont choisi le flanc
occidental, à l'exception de quelques unes d'entr'elles qui
alternent quelquefois avec les roches de grès. Quelques unes de
ces couches sont formées d'ardoise; celles-ci se trouvent aussi
fréquemment en lames très minces interposées entre deux couches de grès. Beaucoup de ces grès ont acquis un degré de dureté
considérable et sont excellents pour les usages de l'architecture,
étant susceptibles d'un beau poli: ceux qui offrent le grain le plus
fin et le plus uni, *saxum griseum quarzosum*, résistent bien à
l'action de l'air (3). Une autre espèce de grès est celle dite *pietra
dolce* ou *pietra morta*, qui contient plus de mica que les autres, et
dont on se sert pour faire les foyers. Ces grès porrettains qui appartiennent tous plus ou moins au genre des roches vitrifiables,
font cependant une certaine effervescence avec les acides, bien
que très passagère, et subissent un certain degré d'altération
par la calcination, perdant leur belle couleur grise tendant au
bleu pour prendre une teinte rougeâtre; et bien qu'elles con-

(3) Da pochi anni le dette rocce furono conosciute utilissime agli
ornamenti architettonici per cui se ne ampliò l'uso si che divennero og-
getto di commercio per questa terra; anzi a ragione vengono sostituite
ai macigni di Varignano e del Sasso; lodate e preferibili ad essi,
poichè meno soggette a risentire l'influenza atmosferica. Lettere Porrettane, M. Gualandi e G. Coli. Bologna 1847, pag. 38.

servent toujours la propriété de produire des étincelles par leur friction avec l'acier, cependant elles deviennent, surtout les plus dures, et plus légères et plus friables.

On rencontre *la pierre calcaire* qui se fendille, dite *coltellina*, pierre à rasoir, et qui se présente en couches d'une grosseur considérable; chacune de ces couches est formée de petits filons d'une pierre d'un noir uniforme, à l'exception de larges zones et de lignes étroites d'un spath du blanc le plus pur, *spatum tessulare album*. Quelques unes de ces couches sont intercalées avec les roches de macigno; elles se composent alors d'un grand nombre de petits fragments de substance homogène, offrant les couleurs les plus variées, et formant des cubes d'une certaine dimension divisés par des lames de spath calcaire. Ces cubes se succédant les uns aux autres constituent la couche; chaque masse cubique diffère aussi des autres, tant par la couleur que par la grosseur des petits fragments dont elle se compose. Ces couches verticales paraissent être d'une formation postérieure aux autres roches Porrettaines, et celles que l'on observe sur les bords du Rio-Maggiore, à mesure qu'elles s'élèvent au dessus de ce torrent, perdent toute leur dureté et se convertissent en une craie lamelleuse qui se fend et se décompose promptement au contact de l'air atmosphérique.

Les cristaux de petite dimension sont assez abondants dans les Mont Porrettains; c'est surtout dans les fissures des grès qu'on les rencontre; on en trouve aussi en petits groupes isolés dans la terre ou sur la montagne. Ceux qui sont d'une certaine grosseur ne sont pas très purs; les uns sont jaunes et offrent l'apparence de topazes, d'autres sont fumés et quelques uns enfin tout-à-fait noirs et opaques; ces derniers sont le plus souvent armés de deux pointes; sont toujours isolés et cachés sous une terre noire grasse, y étant rarement adhérentes, et se trouvent enfouis dans une matrice de quarz. Beaucoup de ces cristaux porrettains sont assez purs et brillants pour qu'on les ait comparé à des diamants. Ils affectent en général la forme d'un rhomboëdre, et ressemblent assez du reste à ceux que l'on rencontre dans les Alpes.

Sur le bord et dans le lit du Reno, se trouvent des fragments d'un marbre noir dit *Paragone*, pierre de touche, « vocant hoc genus marmoris *Paragone* quia ad instar Basanitis lapidis utuntur ad examinandum aurum, et argentum. Quondam ad hunc usum fiebant cuticulae ex lapide Lydio, nec inveniebantur nisi in flumine Tmolo Lydiae etc. Andr. Caesalpinus, *De metal.*, lib. 2.

On ne trouve dans les monts Porrettains aucune trace d'animaux ou de végétaux fossiles. Les pyrites s'y rencontrent, mais en petit nombre, et s'y présentent sous la forme de masses globulaires isolées, ou celle de petits cubes d'une couleur d'or unie, adhérents aux parois des roches calcaires.

Le Poggio, ou Mont de la Rocchetta est éloigné d'un demi mille du Sasso-Cardo. Les couches ou plateaux porrettains dont nous venons de parler, peuvent être au nombre de quatre vingt dix environ, si l'on ne tient pas compte de certaines lignes qui en augmenteraient le nombre; ils occupent une étendue d'une largeur approximative de cent mètres; et c'est dans l'espace compris entre ces deux dimensions que jaillissent toutes les sources thermales de la Porrette.

La Flore Porrettaine n'est pas moins riche et offre au naturaliste plus de ressources que les montagnes voisines de cette portion des Apennins. Elle se compose de la plupart des espèces que l'on rencontre dans les Alpes. Le revers oriental du

Mont Porrettain abonde en lichens et en mousses d'espèces rares; on trouve aussi dans ces montagnes une grande variété de violettes.

Un mot sur l'étymologie de la Porrette. Pellegrino Capponi qui fut médecin des Bains de la Porrette à la fin du seizième siècle et au commencement du dix-septième, l'attribue dans son livre intitulé *Medicina Porrettana*, à la forme allongée, en latin *porrectus*, de cette petite ville. Mais comme on croit savoir que les sources thermales furent elle mêmes ainsi désignées dès l'époque de leur découverte, et par conséquent long temps avant que cette ville eût pris sa forme oblongue et probablement avant même qu'il existât dans ce lieu une ville ou un bourg, l'explication de cet auteur ne saurait être admise (4, 5).

(4) Voici le document le plus ancien au rapport de *Ferdinand Bassi*, l'auteur présumé *Delle Terme Porrettane*, dans lequel il soit fait mention des Bains de la Porrette; il date de 1205. « Anno Domini M. CCV. » Die Lune IX. mensis Julii. In presentia Domini Plebani de Succido et » suorum Fratrum Domini Arduini et Domini Gualandini etc. in Silva » Madognana quae est supra montem Balnei *de Porrecta* Runcivalle et » Bernardinus Consules Succidi Alberti Bellionis Cozzus de Riolo etc... » omnes de Succido tactis SS. Evangeliis, liberi et spontanea volun- » tate juraverunt obedire et observare omnia praecepta Domini Uberti » Vice-Comitis de Placentia Potestatis Bononie et suorum successorum » quae et quanta eis fecerint pro Comuni Bononie et sequimentum sui » Regiminis et Domino Andalo Potestati Montaneae. » Delle Terme Porrettane, pag. 232.

(5) « Per una provisione fatta dal Senato di Bologna sotto l'anno 1566, si vede che gli anziani trattando di fabbricare ai detti Bagni,

Une autre étymologie est celle qui est dûe à une tradition rapportée par l'historien Bolonais Cherubino Gherardacci, tradition par laquelle un ancien castel de nom *Porredo*, autrefois détruit par les Bolonais, aurait donné son nom tant aux eaux qu'à la ville. Ce nom de *Castel Porredo* ou *Porreda* serait venu de la culture des poireaux, en italien *porri*, abondants dans ces temps là, comme aujourd'hui dans ces lieux. Ainsi de *Porri*, *Porredo* ou *Porreda* puis *Porretta*. Voilà pour l'étymologie de *Porretta*, suivant l'historien de Bologne.

Mais si cette explication parait suffisante pour Castel Porredo, s'en suit-il qu'elle convienne à la Porrette? Alors pourquoi le mot latin *Porrecta* (6), ainsi qu'il se trouve reproduit par tous les auteurs qui ont écrit dans cette langue sur les eaux de la Porrette? Ce nom donné par les anciens à des eaux minérales aussi abondantes que riches en substances médicamenteuses, ne fut il pas évidemment l'expression ou d'une concession de la propriété et des profits de ces Thermes d'État à État, ou bien encore celle de la reconnaissance d'un peuple qui les aura fait regarder comme un don du ciel et comme on disait alors : « *pocula, — manum porrigere,* » on aura dit : « *hominibus a Numine aqua porrecta.* » Que ces Thermes aient été connues et fréquentées au temps des Romains, la buvette en apparence antique du Lion, celle de la *Porretta Vecchia* dont parle Bassi, et les constructions souterraines, là où se trouve le *Bagno del Bue* actuel, décrites par cet auteur et

concedono a quei che ivi fabbricaranno case, molte esenzioni, e grazie, acciocché con qualche comodità si potessero albergare gl'infermi che a quel luogo venivano per ricuperare la sanità. » Op. cit., p. 219.

(6) A loco autem vulgo *Porrecta* dicto nomen sibi vindicantes *Porrectanae* dictae sunt. Jo. Zecchii, De Ap. Porrectan., cap. 1, pag. 1. (Op. cit., pag. 279.)

découvertes de son temps, paraissent en faire foi. Si donc, les Thermes Porrettaines étaient connues des Romains, tout doit faire supposer qu'elles le furent sous le nom de *Porrecta*. Ainsi la moderne *Porretta* prouverait ses droits à la noblesse d'une origine classique, autant par l'étymologie de son nom que par l'antiquité de son existence.

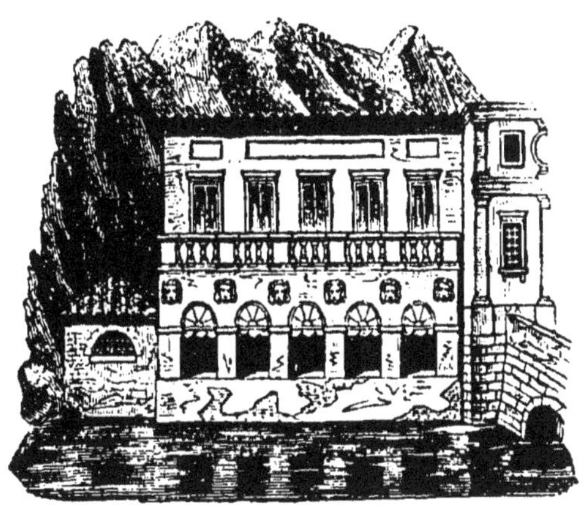

SOURCE DU LION ET CASINO

CHAPITRE DEUXIÈME

Description des divers Établissements.

Sur le seuil des Monts de la Porrette, et formant comme
le poste avancé de ce sanctuaire thermal, on trouve dans le
bas d'une gorge étroite et assez élevée, sur la droite et au bord
de la route, un bâtiment neuf en pierre grise d'une fort jolie
architecture. Cet édifice que l'on prendrait facilement pour un
Casino, si un ornement emblématique, surmontant le fronton de
la porte et figurant une coupe élégante enlacée des replis de
deux serpents, n'en indiquait tout d'abord la destination, est
celui des Bains de la Porretta Vecchia.

L'ancienne construction, ainsi que nous l'apprennent la description et les planches de *Bassi*, était adossée au rocher et
comme suspendue entre ses parois et le fleuve. Depuis lors des
travaux en grand, entrepris il y a une trentaine d'années par
une société zélée pour le bien de son pays, dans le but
d'ouvrir une communication avec les États voisins de la
Toscane, furent achevés il n'y a pas long-temps (7). Ces
travaux ont eu pour résultat, d'opérer à l'extrémité du
Mont de la Porrette voisine du Reno, une section rectangulaire
parallèle à cette rivière; section dont le plancher horizontal, large
de quarante à cinquante pieds, et s'élevant verticalement à envi-

---

(7) On a taillé, *ad hoc*, une grande inscription dans le bas du rocher
en face de l'Établissement.

ron vingt cinq pieds au dessus de la rivière, est surmonté d'un mur à hauteur d'appui et forme en contournant le bas de la montagne la portion correspondante de la nouvelle chaussée.

Ainsi la moderne Porretta Vecchia qui de même que l'ancienne construction, se trouve enclavée dans le massif du rocher, mais par sa portion inférieure seulement, forme par sa coupe supérieure un édifice rentrant avec la chaussée, au dessus de laquelle elle s'élève encore de deux étages.

Mais arrêtons nous un instant pour dire quelques mots de la Porretta Vecchia telle qu'elle était autrefois, et comme nous l'a décrite le savant auteur delle Terme Porrettane. « On suit « pour y aller (en venant de la Porrette) les sinuosités de la rive « gauche du fleuve, jusqu'à ce que l'on soit arrivé à un long « escalier flanqué sur le bord du rocher par lequel on descend à « la source. Les eaux de cette source étaient par le passé peu « abondantes, étant forcées de remonter contre leur gré (*perchè* « *erano esse costrette a salire contro loro voglia*), entre une « couche de grés et une autre de roche calcaire pour atteindre « leurs tubes de sortie, passablement plus élevés et placés plus « en dedans du rocher; maintenant sortant de celui-ci au « dessous du niveau de leur source, ces eaux s'échappent à « plein jet par deux tubes d'un travers de doigt d'ouverture, « placés à un demi pied environ l'un de l'autre. Celui de « gauche est un bronze antique sortant de la bouche d'un mas- « que de marbre statuaire de Carrare représentant le visage « d'une vieille femme; origine probable du nom de *Porretta* « *Vecchia* donné à ces sources, si toutefois elles ne furent pas « ainsi appelées de ce que leur vertus médicales furent connues « à une époque antérieure aux autres. Le second tube qui est « fait de plomb est une répétition du premier, et la tête est en

« pierre ordinaire (8). Ces eaux sourdent du rocher dans la di-
« rection du S. E., et sont reçues dans une cuve de grès, laquelle
« se déverse par un conduit souterrain dans le lit voisin de la
« rivière. Les sources sont protégées par un long édifice dont les
« fenêtres tournées du même côté regardent toutes sur le fleuve;
« en sorte que les personnes qui viennent boire les eaux à la
« source, y trouvent une promenade couverte fort commode.
« Trois marches en brique descendent en demi-cercle au tour
« d'un petit parterre en face du quel se trouvent les bouches
« de sortie. Des bancs en maçonnerie sont disposés latéralement,
« afin de pouvoir doucher les parties malades, l'expérience
« ayant démontré l'efficacité de ces douches dans les cas de
« plaies et d'ulcères. Au dessus est un édifice voûté, engagé
« plus en avant dans la montagne et qui servait d'atrium
« quand le lieu d'émergence de la source était, comme on
« l'a dit, situé plus haut et plus au dedans du rocher. On
« trouve encore là des sièges de grès longs et commodes
« auxquels on arrive par des degrés placés latéralement aux
« sources actuelles. Un peu avant d'arrriver à la rampe par
« laquelle on descend aux sources de la Porretta Vecchia,
« on trouve un pont solide et bien construit formé d'une seule
« arche jetée sur le Reno, et à la tête de ce pont, de l'autre
« côté du fleuve on voit une petite Église taillée dans le

(8) Il n'y a plus de *Vieilles Porrettes.* — Les Thermes rajeunies
sont veuves de leurs Déesses tutélaires. — Ces Dames ont déménagé
avec l'ancien ordre de choses; — peut-être ont-elles été se loger en
ville. — Je ne saurais l'affirmer, — pressé par le temps, il m'a
été impossible de m'assurer du fait, ou de rechercher leur présent domicile. Juillet 1847.

« plein du rocher dediée à la B. V. Marie dont on conserve
« dans ce lieu une image miraculeuse, dite *la Madonna del*
« *Ponte*, en grande vénération chez ces peuples ; de là vient que
« les Eaux de la Porretta Vecchia furent souvent et sont encore
« appelées quelquefois les *Eaux de la Madonne.* »

Le nouveau bâtiment qui se trouve comme nous l'avons dit,
en partie encaissé dans le revers du rocher sur le bord de la
grande route, est en entier construit de ce beau grès de la Porrette, *pietra serena*, dont la teinte d'un gris bleuâtre, a quelque
chose d'un peu sombre et de mélancolique qui s'harmonise
bien avec la sauvagerie pittoresque de ces sites. Cet édifice
est divisé en trois étages dont le plus inférieur se trouve au
dessous de la chaussée, son plancher de marbre correspondant
à peu près avec le niveau des basses eaux du fleuve. A la
base de ce plan inférieur sourde l'eau hydro-sulfureuse thermale de la Porretta Vecchia provenant des couches de calcaire et de grès du Mont de la Rocchetta. Cette eau sort du
rocher par deux tubes placés à un mètre environ l'un de
l'autre et un peu au dessus du niveau du parquet, d'où elle
tombe dans une tasse en marbre encaissée dans le sol. Attenant aux buvettes, est un grand atrium de forme oblongue, qui
occupe le milieu de cette division, et de chaque côté est une
salle où se trouvent de grandes baignoires en marbre blanc.
Plus au-delà sur la gauche, en regardant les buvettes et toujours latéralement à celles-ci, est un cabinet de toilette pour
les dames auquel on monte par un petit escalier taillé,
ainsi que le parait être d'ailleurs toute la portion basse de
l'édifice, dans le plein du rocher. Cette division peut avoir
vingt cinq pieds environ de hauteur depuis la base jusqu'au
niveau de la grande route.

De plein pied avec celle-ci, est un joli salon ou reposoir

formant une seule pièce avec le vestibule. Ce dernier, auquel viennent aboutir les dernières marches d'un grand et bel escalier qui communique avec les étages inférieurs et supérieurs, est orné de quatre colonnes. L'étage supérieur situé au dessus du salon est occupé par des chambres où les baigneurs peuvent se reposer. Au milieu du parquet du salon on voit une inscription destinée à rappeler sous une forme laconique, l'histoire de cet établissement tel qu'il existe aujourd'hui; on y lit ces mots tracés en lettres de bronze:

PROVINCIA DI BOLOGNA
1840.

En continuant vers la Porrette à cent pas plus loin, on trouve à droite, l'établissement de la Puzzola, jolie maison de style moderne bâtie depuis peu de temps, là où il n'y avait autrefois qu'une vase d'eau abandonnée et seulement protégée d'une roche de grès. Cette eau sulfureuse qui servait alors uniquement à la guérison des bestiaux, s'échappait de ce réservoir naturel pour filtrer au travers du sable jusqu'au fleuve; ce dernier couvrant souvent de ses eaux la source, aux époques des grandes crues. Une légende du pays rapporte qu'un boeuf phthisique se guérit en buvant à cette source, et attribue à cette circonstance l'origine de la découverte des propriétés médicales des eaux de la Porrette, aussi bien que la première idée de leur application aux maladies du corps humain. De là aussi l'origine de l'écusson de la Porrette, qui porte un Boeuf qui s'abreuve.

Dans l'établissement actuel l'excédent de l'eau de la buvette sert à alimenter un réservoir en grès situé à l'extérieur pour les usages vétérinaires; on y amène les bêtes à corne attaquées de maladies de peau ou de poitrine, et on y fait boire les chevaux poussifs, pour lesquels cette eau est souveraine.

La Puzzola, comme la Porretta Vecchia, est bâtie en partie au dessus de la route, et en partie plus bas. La portion supérieure forme un rez-de-chaussée avec celle-là, et sert de reposoir aux baigneurs; elle contient trois chambres avec des lits. De ce plein-pied on descend à l'étage inférieur qui s'ouvre sur un boulingrin entouré d'une ceinture de peupliers avec des siéges de pierre à l'entour. Cette division contient la buvette, qui se trouve immédiatement au bas et au dessous de l'escalier, deux chambres à bains séparées par un vestibule s'ouvrant sur le jardin, et deux autres cabinets de bains. Une quatrième pièce attenante au bâtiment, est occupée par une chaudière qui sert à réchauffer l'eau pour les baignoires au moyen de la vapeur; la température de la Puzzola étant plus basse que celle des autres sources de la Porrette et ne marquant que 22° R. (81 Fahr. 27,50 cent.).

Sur le même plan au bas de l'escalier, on trouve un réservoir dans lequel l'eau de cette source dépose en certaine abondance un limon ou glairine couleur vert bronze. Ces boues sont douces au toucher, et d'une odeur légèrement sulfureuse et empyreumatique qui n'est pas désagréable (9). On les emploie souvent avec avantage à l'extérieur dans les maladies de la peau, les affections arthritiques, etc. etc.

Trois Établissement composent la division thermale située

(9) Les boues que dépose en grande abondance *l'acqua della Puzzolente* près de Livourne, sont d'une couleur grise, d'apparence argileuse, et ont une odeur beaucoup plus fortement hydro-sulfureuse que celles de la Porrette.

au haut de la ville. Ce sont les établissements Leone et Bovi,
Marte Tromba et Reale, et les Donzelle. On y trouve dix-
sept baignoires, six à huit tubes à douches, deux siéges à
injections et deux buvettes. Deux des premières appartiennent
à l'eau du Lion; six à l'établissement Marte Tromba et Reale,
trois à celui des Donzelle, et six au Bagno del Bue.

La température de ces différents bains varie suivant les
sources, et pour chaque source, suivant la distance du bain au
lieu d'émergence de celle-là. A l'exception d'une douche qui
s'ouvre dans la salle du Marte Vecchio et une seconde dans
celle du Bœuf, toutes les autres appartiennent à l'établissement
des Donzelle: ces deux douches proviennent aussi de ce dernier
établissement. Des deux buvettes, l'une se trouve aux Donzelle,
et l'autre est celle du Lion.

Le petit édifice fort gracieux des Donzelle qui forme l'un
des côtés de la piazzetta ou atrium extérieur, est situé sur la
rive droite du Rio-Maggiore; sur le bord de celui-ci et adossé
au Mont de la Croce. Cette source d'eau légèrement sulfureuse
était aussi connue anciennement sous le nom de *Fontana delle
Tre Bocche*, à cause de trois têtes antiques de jeunes filles en
marbre de Carrare d'où cette eau jaillissait, et qui étaient placées dans la portion la plus occidentale du bain del Bue,
situé sur la rive opposée du torrent, et au pied du Sasso-Cardo.
Cette eau était amenée de la source dans ce lieu par des tubes qui passaient alors au dessous du pont qui forme la piazzetta, et venaient aboutir à cette salle. L'eau des Donzelle jaillit
des interstices des couches de grès qui forment la base du
Mont de la Croce; elle est un peu plus chargée de soufre
que le reste de celles qui composent le groupe situé à la base
des Monts Sasso-Cardo et de la Croce, et se trouve rangée par

Bassi dans la première division des eaux minérales de la Porrette, c'est à dire avec celles de la Porretta Vecchia et de la
Puzzola. Cet auteur pense que ces trois sources doivent avoir
une origine commune; voici ce qu'il dit à ce sujet dans ses
Terme Porrettane à la page 44. Le eaux de la *Porretta Vecchia* comme celles de la *Puzzola* et des *Donzelle*, ses *analogues*, ne viennent certainement pas de la portion du Mont Porrettain qui forme le Sasso-Cardo comme celle du Lion et des
autres sources dont les eaux ont les mêmes rapports, mais bien
de la chaîne comprise entre les Monts de la Croce et de la
Rocchetta, ou peut être reconnaissent-elles une origine encore
plus éloignée dans la partie supérieure des chaînes voisines des
Appennins situés plus au midi.

Un perron élégant conduit depuis la piazzetta à une rotonde
ou vestibule auquel vient aboutir le haut de l'escalier qui mène
à l'étage inférieur, où se trouvent la salle des douches
et les cabinets de bains. De ce vestibule, on passe directement
dans le salon qui est situé au dessus de ces derniers et qui
communique avec un balcon situé aussi dans l'intérieur de
l'établissement, d'où l'on descend par deux rampes latérales
dans la dernière pièce qui forme l'atrium de la buvette. De cette
plate-forme ou atrium intérieur, on arrive à une longue cour ou
terrasse se prolongeant sur le même niveau au pied du Mont de
la Croce, entre celui-ci et le torrent, depuis laquelle on jouit
de la vue des Cascatelles du Rio-Maggiore. Une tête de jeune
fille en marbre blanc qui est probablement l'une des trois dont
parle l'auteur *delle Terme Porrettane*, qui est la seule selon toute
apparence qui ait été conservée, sert de buvette à l'établissement des Donzelle, dont le nom collectif ne l'est plus
par conséquent que par tradition. Cette buvette dont l'eau
est reçue dans une tasse en marbre blanc placée au des-

sous et encaissée dans le parquet en mosaique de l'atrium, est incrustée dans le pan de mur qui supporte le balcon, et comme encadrée par les rampes symétriques du double escalier conduisant à ce dernier, et se trouve en face de la porte qui s'ouvre sur la terrasse.

Les trois cabinets de bains que l'on trouve aux Donzelle sont désignés par le nom de cet établissement suivi d'un numéro et de l'indication de la température. Ce sont: les Donzelle I. 26° ¼ R. (91 Fahr. 33 cent.); Donzelle II. 25° ¾ R. (90 Fahr. 32 cent.); et Donzelle III. 25° R. (89 Fahr. 31,25 cent.). A l'extrémité du couloir sur lequel s'ouvrent les cabinets de bains, est un siège à injections, un second est placé dans un cabinet particulier. L'eau de ces tubes marque 25° R. (89 Fahr. 31,25 cent.), celle des douches 24° R. (86 Fahr. 30 cent.), et la buvette 26° ½ R. (92 Fahr. 33 cent.).

Il nous reste à voir les deux établissements Leone et Bovi, et Marte Reale et Tromba. Le premier est situé sur la droite de la petite place au pied du Sasso-Cardo et adossé à ces rochers. Le second se trouve à gauche, formant un angle rentrant avec la place et fait face à la porte des Donzelle.

Le Leone et Bovi est un des plus grands établissements de la Porrette. Une belle façade percée d'arches à plein ceintre, et surmontée d'un grand balcon ou terrasse sur laquelle s'ouvrent des fenêtres à l'italienne, s'élève au dessus des eaux transparentes du Rio-Maggiore encaissées dans leur lit de marbre entre les rochers qui forment la base de ce bâtiment et les Donzelle situées vis à vis.

Dans la division de l'établissement occupée par la source du Lion on trouve un salon qui s'ouvre sur une gallerie intérieure s'étendant parallèlement au torrent. A l'une des extré-

mités de celle-ci on voit une belle tête de Lion en partie
dégradée. Cette tête qui est un marbre rouge de Vérone en apparence antique, a donné son nom à la source qui fut connue
aussi autre fois sous le nom de *Porretta Nuova* (10). Elle jaillit
au bas du Sasso-Cardo, des interstices de roches de grès et
d'ardoise un peu au dessus du torrent. Anciennement une portion de l'eau s'échappait au dehors par les interstices du rocher et allait se perdre dans le torrent. Aujourd'hui l'eau
de cette source est retenue dans un réservoir formé au moyen
d'un massif de maçonnerie logé dans une encoignure de la
montagne, contigu extérieurement au mur dans lequel est
incrustré du côté de la galerie la tête de Lion, laquelle forme la
buvette de la source. Outre la buvette, cette source alimente
deux baignoires placées à fleur de terre dans des cabinets voisins de la première qui peuvent avoir douze pieds en tous sens
et qui sont, aussi bien que le corridor qui y conduit depuis le
salon, taillés dans le roc massif.

L'étage supérieur est occupé par l'appartement du Médecin
Résident, par le bureau de l'administration et enfin par une
grande salle restée jusqu'a présent inachevée et construite
comme nous l'avons déjà dit à l'intention d'un Casino.

Si lors qu'on est parvenu au bas de la rampe par laquelle on descend de la piazzetta à la division attenante à la
source du Lion, on tourne à gauche et que l'on descende encore quelques marches, puis que l'on revienne sur ses pas,
on se trouve alors dans un corridor souterrain espacé de
chambres et de cabinets. Ce plan inférieur forme le Bagno

(10) **Primus** fons est, qui Porrecta Nova dicitur, ex ore Leonis, et
hic omnium maxime est in usû. Jov. Zecchii, **De aq. Porrect.**, cap. 1,
p. 2. (Delle Terme Porret., pag. 33.)

del Bue et se trouve en partie situé au dessous du sol de la piazzetta. La première de ces chambres qui fait suite au salon de l'établissement et dont elle n'est séparée que par un couloir transversal, communique aussi avec l'extrémité de la galerie opposée à celle où se trouve la buvette du Lion et est éclairée par une fenêtre donnant sur cette même galerie. Les cabinets, ainsi que l'étuve qui arrive jusqu'au dessous de la piazzetta, reçoivent le jour de celle-ci au moyen de deux lanternes pratiquées dans son recouvrement.

Ces Thermes, antiques suivant toutes les probabilités, restèrent ensevelies et inconnues pendant des siècles. Il est difficile de comprendre comment leur existence ait pû être ignorée si longs-temps. L'eau del Bue est la plus abondante et l'une des plus riches en substances minéralisantes de la Porrette, et cependant les auteurs anciens ne paraissent pas en avoir eu connaissance. Ainsi Giovanni Zecca dans son traité publié dans le 16ème siècle ne fait aucune mention de ces sources, car il dit que de son temps il n'y en avait que deux dont les eaux fussent employées aux usages médicaux, à savoir celles de la Porretta Nuova ou du Lion et de la Porretta Vecchia, ne tenant aucun compte des Donzelle, ni de la Puzzola, bien qu'il eût parlé aussi de ces dernières.

Il reste donc démontré qu'à une époque que l'on ne saurait préciser, ces Thermes furent envahies par le torrent et restèrent ensevelies sous les dépôts de pierre et de limon qu'y laissèrent les eaux à leur passage. Lors de l'exploration qu'on en fit en 1762 on y trouva trois chambres voûtées de forme carrée et spacieuses, dont les murs étaient en pierre de taille du genre de celles que l'on trouve dans le lit de la rivière. La chambre la plus orientale était probablement celle qui donnait accès aux autres, car son pavé se trouvait sur le même

plan que celui de la plate-forme qui servait de passage pour
y arriver et qui était située vis à vis. De celle-ci, on descendait par une rampe de huit marches de grès dans la chambre du bain. La porte de communication entre ces deux chambres était fort étroite et était surmontée d'une architrave supportée par des piliers de grès d'un travail soigné. Du côté de
l'escalier, l'on voyait deux gonds de fer fichés dans le mur,
presque entièrement détruits par la rouille et à peu-près
méconnaissables. Ces gonds supportaient probablement la porte
de la chambre où se trouvait le bain. Ce dernier était situé dans l'angle et encaissé dans le rocher. Les deux portions
du mur formant l'angle de la chambre par leur réunion, servaient de parois à deux des côtés du bain, les deux autres
côtés étant formés de deux murs épais en pierre de taille de
la hauteur d'un pied et demi et s'élevant au dessus du pavé
en façon de socle. Ce bassin ayant la forme d'un quadrilatère
allongé pouvait contenir six personnes environ. Le plancher
en était formé de deux gros plateaux de chêne alors presqu'entièrement pourris. Il n'y avait ni siéges, ni gradins pour
descendre dans le bain. L'eau arrivait directement de l'angle du
mur jusque dans le bain en sourdant au travers des jointures
des plateaux. Le parquet de la chambre était composé de briques minces mais très grandes, au dessous des quelles on trouva
des canaux en terre cuite qui établissaient une communication entre le bain et un petit réservoir de forme triangulaire
enfoncé dans ce parquet de briques, qui était situé à l'angle opposé
de la chambre. Dans le fond de ce réservoir était probablement
une clef servant à vider l'eau du bain qui s'écoulait dans
le lit voisin du torrent. On voyait encore tout autour de la
chambre, le long de la portion du mur qui n'était pas occupé
par le bain ou le réservoir. un socle élevé fait de grosses

briques qui servait selon toute apparence de siége aux assis-
tans, ainsi que de gradin pour passer dans la pièce voisine
située à l'ouest de celle-ci, et dont le plancher se trouvait un
peu plus élevé que celui de la chambre du bain. Cette chambre devait servir de reposoir à l'usage des baigneurs ou pouvait être destinée aux gens de service; car ni dans celle-ci ni
dans la première des trois située le plus à l'est, laquelle
servait de passage pour arriver dans les deux autres, on n'a
trouvé la moindre trace de baignoire ou de source. On doit
s'étonner de ce que dans aucune de ces trois chambres il n'y
eût ni fenêtre ni ouverture quelconque, pour donner accès
à l'air ou pour laisser passer la lumière, en sorte que lorsque
ces Thermes étaient fréquentées, elles devaient être excessive-
ment obscures et on devait s'y trouver dans une atmosphère étouf-
fante. Le bain, les conduits et même les trois chambres, tout
cela était encombré de grosses pierres et d'un limon très tenace qu'y avait laissé le torrrent. Les eaux thermales au lieu
de sourdre à la surface du bain, s'étaient procuré au travers
des couches du rocher une autre issue et pénétrant au dessous
des fondements du pont adjacent, s'échappaient dans le torrent en se mêlant aux eaux de celui-ci. Lorsque la curiosité
fit faire la découverte de ces trois chambres, on n'eut pas
même alors l'idée qu'elles eussent servi à un établissement
thermal; ce ne fut qu'après une succession d'observations dûes
au hazard, puis plus tard conduites avec suite, que l'on parvint
à retrouver, non sans peine, une source aussi abondante, et cela
d'autant plus que l'on n'avait aucune donnée de son existence.
Enfin lorsqu'on fut une fois sur la trace, à force d'industrie et
d'art on parvint à s'assurer de la présence des courants d'eau
thermale dans le torrent; puis lors qu'on eu réussi à suivre
la trace de ceux-ci, on fut bientôt conduit à la découverte de

ces Thermes. Malheureusement les murs étant tout à fait nuds et
privés de toute espèce d'ornement ou d'inscription, il n'a pas
été possible de se faire quelqu'idée de l'époque où elles furent construites; mais il est hors de doute qu'elles doivent
remonter à une haute antiquité, puisque l'on en avait perdu
jusqu'au souvenir. On dégagea les salles et le bain des dépôts qui les encombraient avec les précautions nécessaires pour
se garantir contre les effets des effluves lourdes et dangereuses qui s'en échappaient, et cela surtout de la chambre du
bain, effluves provenant des matières en état de décomposition
entassées dans ce lieu, ainsi que des vapeurs des eaux minérales restées long-temps emprisonnées dans une boue tenace.

En suite lors qu'on eut empêché les courants d'eau minérale
de suivre la route insolite qu'ils avaient prise, ces eaux revinrent bientôt d'elles mêmes sourdre au lieu de leur première élection; et ainsi se formèrent de nouveaux les sources
des Thermes anciennes. Il faut noter ici que le mur adossé
à la montagne présente dans son plein, à divers endroits, des
arceaux ou ceintres en briques, circonstance qui indiquerait
l'existence d'un plus grand nombre de sources.

Ces Thermes depuis lors, successivement transformées et
amplifiées sont devenues les plus considérables des Établissement Porrettains. Elles contiennent six baignoires dont l'une
est assez grande pour que trois ou quatre personnes puissent
s'y trouver en même temps; c'est le Buc Nuovo dont la température est de 27° ½ R. (94 Fahr. 34,25 cent.). Les autres
sont successivement le Buc Vecchio 29° (98 Fahr. 36,25 cent.);
Buc Nuovo I. 29° (98 Fahr. 36,25 cent.); Buc Nuovo II. 29"
(98 Fahr. 36,25 cent.); Buc Nuovo III. 28° ½ (97 Fahr. 35,60
cent.); Buc Nuovo IV. 28" ½ (97 Fahr. 35,60 cent.). C'est aussi
dans ce local que l'on trouve, occupant un enfoncement du mur

dans le cabinet du Bue Nuovo II., le gazomètre dont nous avons parlé, au moyen duquel le gaz sortant de l'eau del Bue est concentré et distribué aux diverses portions de l'établissement.

L'Établissement Marte Reale et Tromba précède à gauche sur la place celui des Donzelle et se trouve comme ce dernier au pied du Mont de la Croce. Il est composé de quatre salles souterraines, dont deux, Reale et Tromba sont partagées chacune en deux cabinets de bain, avec une baignoire par cabinet. Les deux autres chambres sont, l'une le Marte Vecchio et la seconde le Marte Nuovo, toutes deux occupées au centre par une grande baignoire qui se trouve encaissée à fleur de terre. Dans la salle du Marte Vecchio on trouve une douche qui provient de l'Établissement voisin des Donzelle, et que l'on fait arriver à volonté jusque dans le bain.

Les deux Bains de la Tromba sont désignés par les noms de Diana 28° R. (93 Fahr. 35 cent.) et de Minerva 28° ¼ R. (94 Fahr. 35,60 cent.). Le Reale qui fait suite à celui-ci, est divisé en Reale I. 30° R. (100 Fahr. 37,50 cent.), et Reale II. 30° R. (100 Fahr. 37,50 cent.).

Le Marte Nuovo qui se trouve à main droite en entrant et vis à vis de la Tromba, a 30° R. (100 Fahr. 37,50 cent.). Le Marte Vecchio qui vient ensuite et a 30° ½ R. (101 Fahr. 38,10 cent.) présente la température la plus élevée de toutes les sources de la Porrette.

Les appartements de la commission, des ingénieurs, des gardiens etc., occupent une portion de ce même corps de bâtiment.

Une inscription portant la date de 1823 tracée au bas des rochers du Mont de la Croce dans un enfoncement de la petite place entre le Marte Reale et Tromba, et les Donzelle, fait allusion au patronage du Cardinal Spina, légat de Bologne qui donna, sous le pontificat de Pie VII, l'impulsion à laquelle ces Thermes durent les améliorations et les embellissements qui s'y succédèrent depuis lors, et qui contribuèrent avec leur antique réputation, ainsi que la présence pendant la saison d'un médecin distingué, à en faire ce qu'elles sont aujourd'hui, l'un des établissements les plus considérables et les plus fréquentés de l'Italie. Cette inscription rappelle aussi le nom de l'architecte ; Philippe Antolini.

Tous ces édifices thermaux, d'une architecture élégante et soignée, groupés dans le fond d'une gorge étroite au-dessus des eaux claires et rapides d'un torrent, produisent dans ces lieux, par l'ensemble et la variété de leur style, un effet des plus pittoresques et dont le contraste avec l'imposante âpreté du lieu. retentit d'une mystique mélodie.

Un ordre parfait préside à la direction de ces divers établissements, dont tous les détails sont tenus avec soin. On voit partout la propreté la plus minutieuse. Chaque établissement a ses règlements particuliers pour ce qui regarde l'heure et la distribution des bains. Un tableau placé en regard dans la première pièce, sert à indiquer le nom de chaque baigneur, avec la désignation du bain que celui-ci fréquente et l'heure qui lui est dévolue.

L'administration se compose d'un *Preposto* (Préposé), d'un *Capo Bagno* (Chef de Bain) et de vingt quatre *Bagnaiuoli* (Assistants de Bain), douze hommes et douze femmes etc.

La saison des bains commence vers le milieu de juin et finit au commencement de septembre.

Le Médecin de l'établissement est le D.ʳ Paolini Professeur à l'École de Médecine de Bologne.

Des observations du professeur Paolini, il résulte que la température moyenne pendant les étés de 1842, 1843, 1844, à été depuis le 20 juin jusqu'en septembre, de 18° R. (73 Fahr. 22,50 cent.). Celle de la plus basse d'environ 12° R. (59 Fahr. 15 cent.), et la plus haute 22° R. (82 Fahr. 27,50 cent.).

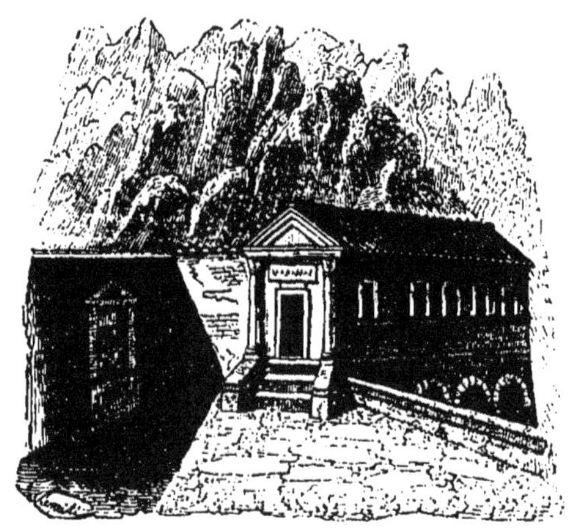

D O N Z E L L E

CHAPITRE TROISIÈME

Déjà au treizième siècle, Tura di Castello s'occupait à décomposer les Eaux de la Porrette et à en reconnaître les éléments constitutifs. Vinrent après lui Giovanni Zecca dans le seizième, ensuite Pellegrino Capponi, puis Marco Antonio Laurenti Médecin de Benoît XIV, et enfin vers la fin du siècle dernier, Ferdinando Bassi qui en fit une étude approfondie pour le temps où il vivait. Pour inaugurer une nouvelle époque, disons qu'au commencement du 19.ème, l'illustre Galvani s'occupa aussi des Eaux Porrettaines, et fut le premier qui appliquât à leur analyse, les lumières et les moyens puissants d'investigation que venait lui fournir la science renouvellée. Malheureusement la mort l'enleva trop tôt au monde et à la science. Les recherches que Galvani avait commencées sur les eaux minérales de la Porrette, restèrent inachevées.

L'analyse la plus récente que l'on ait de ces Eaux, date déjà de 1838. Elle fut faite en exécution d'ordres supérieurs par le professeur Sgarzi de Bologne. On en trouve des tableaux respectifs dans chacun des Établissements. Nous les reproduirons à la fin de cet article.

Les Eaux de la Porrette sont thermales. Elles marquent en général de 25° à 30° ½ du thermomètre de Réaumur (84—100 Fahr. 31,35—37,50 cent.). La plupart d'entr'elles se rapprochent davantage de cette dernière température. Faisons remarquer en passant, que celle-ci représente à peu près la chaleur du corps humain. La source de la Puzzola dont la température est plus basse que les autres, marque seulement 22° R. (81 Fahr. 27,50 cent.).

Rangées par les auteurs dans la classe des eaux salines sulfureuses iodurées, ce n'est toutefois que partiellement qu'il est permis de dire que les eaux de la Porrette appartiennent à cette catégorie. Cette dénomination ne nous parait proprement convenir qu'à trois d'entr'elles, la Porretta Vecchia, la Puzzola et les Donzelle; encore toutes trois participent elles plus ou moins de l'élément qui caractérise toutes les Eaux Porrettaines, mais surtout celles qui ont leur réservoir dans les entrailles du Sasso-Cardo, élément qui doit, à notre avis, faire occuper à ces Eaux, une place tout à fait à part dans la nomenclature de la science. Nous voulons parler de la présence en quantité abondante du gaz hydrogène protocarburé, et d'une substance grasse, bitumineuse, qui l'accompagne. Si plusieurs sources minérales célèbres, surtout les ferrugineuses, telles que celles de Pyrmont, de Forges, de Tarascon, donnent à l'analyse une petite quantité de matière résineuse, nous n'en connaissons aucune, au moins en Europe, et de celles qui sont employées aux usages médicaux, dans laquelle on ait rencontré le carbure d'hydrogène.

D'un autre côté celles des sources de la Porrette qui contiennent cet élément en grande abondance, offrent à peine quelques traces de soufre. Ainsi, pour nous, les Eaux de la Porrette appartiennent à deux catégories différentes. Dans la première, ou celles de ces eaux minérales qui proviennent du Mont Porrettain situé entre le Rio-Maggiore et le Reno, nous placerons, avec Bassi, les eaux salines sulfureuses et legèrement hydro-carburées de la Porretta Vecchia, de la Puzzola et des Donzelle. Dans la seconde, c'est à dire celles qui sourdent à la base du Sasso-Cardo, de l'autre côté du Rio, viendront se ranger les sources du Lion, du Boeuf, Marte, Reale et Tromba. Nous appelerons *salines hydro-carburées thermales*, les quatre dernières, dans lesquelles le carbure d'hydrogène prédomine; réservant à la source du Lion le nom d'eau *saline iodurée thermale*, puisqu'il nous semble que l'iode s'y trouve en quantité suffisamment appréciable pour justifier cette dénomination, tandis que cette eau est chargée dans une proportion moindre, de substances gazéiformes, que les autres sources qui proviennent aussi du Sasso-Cardo.

Pour étudier la nature et les proportions des fluides élastiques inflammables contenus dans les Eaux Porrettaines, Bassi institua une série d'expériences sur les sources du Lion, du Boeuf, Marte et Reale, dont nous reproduisons ici celles qui nous ont paru offrir le plus d'intérêt; expériences d'autant plus dignes d'être rapportées, que la disposition actuelle des baignoires est différente aujourd'hui de ce qu'elle était alors, et ne permettrait plus de les répéter (11).

Si à l'une de ces quatre sources (12). on approche un corps

---

(11) Toutes les baignoires des établissements actuels, sont taillées d'un seul bloc de marbre et l'eau y est introduite par un robinet disposé à la partie supérieure.

(12) L'auteur *Delle Terme Porrettane* ne fait pas mention dans ces expériences de l'eau de la Tromba, parce qu'il la considérait comme provenant de la même source que les Donzelle; mais il a dû faire erreur. car d'après les analyses que l'on en a fait de nos jours on voit que l'eau de la Tromba contient une quantité de carbure d'hydrogène égale à celle des Marte et Reale. et plus considérable que celle que

en ignition à l'instant où cette vapeur s'en échappe, celle-ci s'enflamme avec la même promptitude que le ferait une huile essentielle (13).

contient l'eau des Donzelle, comme elle diffère aussi de cette dernière ainsi que de chacune des autres sources, autant par les proportions, que par la nature de ses substances solides.

(13) Les eaux naturelles ou minérales qui donnent lieu au dégagement de vapeurs inflammables et qui sont connues à cause de cette circonstance sous le nom de *fontaines ardentes*, sont infiniment rares.

Pline le jeune fait mention de certaines sources que l'on regardait de son temps comme des eaux flammifères. L'une entr'autres se trouvait dans l'Épire. Cette source avait la propriété d'allumer les torches récemment éteintes lorsqu'on approchait celles-ci de sa surface (*a*). Lucrécius en avait parlé avant lui, puis d'autres plus tard, sur l'autorité de ces deux écrivains; mais ces sources ou n'existent plus, ou le souvenir en est perdu. Dieulamant parle d'une source flammifère du Dauphiné près de Grenoble, *Acad. Roy.*, Paris 1699. On cite encore celles du Comté de Lancastre en Angleterre. *Phil. Trans.* 26. Mais ces sources ont été mieux étudiées depuis, et on a vu que le nom de fontaines ardentes ne leur convenait pas réellement. On trouve dans la grande chaîne des Cordillères un lac appelé Quilotoa, de la surface duquel on voit de temps en temps s'élever des flammes (*b*).

(*a*) *Le dégagement de gaz auquel donnaient lieu les eaux de cette source a dû être d'après cette relation « rallumait les torches éteintes » celui du gaz oxygène, que l'on sait avoir la propriété de faire brûler les corps avec plus de force que l'air atmosphérique, et de faire renaître une flamme éteinte, pourvu qu'il reste un peu de charbon allumé.* R. M.

(*b*) *Ce qui n'est plus du carbure d'hydrogène ou gaz, mais un composé d'hydrogène et de phosphore, ou acide phosphydrique.* R. M.

Examinées au moment où elles se dégagent de la surface des différentes sources, on voit que dans les Bains Marie et Reale, ces vapeurs s'élèvent du fond des baignoires en produisant un gargouillement, et par intervalles, sous la forme de grosses bulles quand les baignoires sont pleines; dès qu'on en a fait écouler l'eau, elles sortent alors sans bruit, *du fond du bain par les fissures et les spiraux de son plancher.* A la fontaine du Lion l'eau y étant forcée de jaillir par un conduit artificiel, ces vapeurs effectuent leur sortie d'une manière continue et simultanée avec le jet, et cela sans qu'aucun bruit décèle leur présence. Mais les choses se passent différemment dans le bain del Bue. Lorsque ce bain est vide, les vapeurs produisent en sortant de son pavé, une espèce de rumeur ou de barbottement ressemblant au bouillonnement d'une liqueur épaisse; et lorsqu'il est plein, un bouillonnement continuel a lieu au fond de l'eau, de laquelle ces vapeurs s'échappent sous la forme de grosses bulles écumantes.

Si l'on approche un corps en ignition de la fontaine du Lion, il s'y produit aussitôt une petite flamme, rouge supérieurement et d'un beau bleu à sa partie inférieure, haute de deux à trois travers de doigt, et qui continue à brûler indéfiniment. Un

Quelquefois en ouvrant les barils dans les quels on conserve l'eau à bord des navires, il s'est échappé de ceux là une vapeur qui a pris feu par le voisinage d'une chandèle allumée.

Mais de toutes les fontaines ardentes connues, aucune ne mérite aussi bien ce nom que la Porrette, dont les eaux reproduisent ces vapeurs en grande abondance et d'une manière uniforme et constante.

Il existe une fontaine ardente près de Cracovie. L'eau de cette source quoique non thermale dégage une vapeur subtile qui s'allume à l'approche d'un flambeau et continue à brûler incessamment.

examen attentif fait apercevoir çà et là, dans le corps de cette flamme, comme des lueurs ressemblant à des charbons incandescents, précedées de temps à autre, d'étincelles très vives; phénomène qu'il n'est pas possible d'observer quand on allume les vapeurs des Bains Marte et Reale, dont la flamme s'éteint promptement. Dans le bain du Boeuf, de l'eau duquel les vapeurs inflammables s'échappent avec force et en grande abondance d'une manière continue, la flamme à laquelle l'ignition de ces vapeurs donne lieu, arrive à une hauteur de deux pieds et davantage, en sautant et en se débattant dans l'air, et en produisant un certain bourdonnement.

Il résulte de ce que les vapeurs inflammables ne se présentent pas à la fontaine du Lion sous la forme de bulles, comme cela se passe aux autres sources, qu'elles doivent s'être mélangées plus ou moins complétement avec les eaux de cette source dans les conduits étroits et inclinés qu'elles parcourent, avant de parvenir au tube de sortie. Arrivées au dehors, ces vapeurs sont encore entraînées à une certaine distance avec la parabole que l'eau décrit en tombant. Si lorsqu'on a fait naître la petite flamme du jet de cette source, on y adapte un alembic de verre, on voit bientôt voltiger dans ce dernier une vapeur très légère, puis peu à peu s'obscurcir le chapiteau, et enfin tomber goutte à goutte une liqueur transparente.

Cette liqueur ou humeur, est à peu près insipide, a une odeur légèrement empyreumatique, et n'est point affectée par les acides ou par les alcalis.

Aucune de ces sources, pas plus que les vapeurs qui s'en dégagent, n'exhalent d'odeur de soufre. Cependant si l'on plonge une lame d'argent polie dans ces eaux, de manière à ce que celle-ci soit directement exposée à l'action des bulles, elle s'obs-

curcit peu à peu du côté où elle est heurtée par ces dernières. La même chose arrive lorsqu'on tient la lame suspendue au dessus de la surface de l'eau, de manière à ce qu'elle
se trouve en contact avec les vapeurs au moment où elles
se dégagent de leur *enveloppe*. Mais si on plonge cette lame
dans l'eau, et qu'on l'y laisse séjourner même pendant un certain temps, elle conservera son poli et sa blancheur pourvu
que l'on ait eu le soin de la tenir éloignée des points par
où pénètre l'eau de la source, et par conséquent où il n'y a
pas production de bulles. Toutes ces circonstances dénotent
dans ces bulles, la présence d'une certaine quantité de soufre.
mais c'est seulement dans les bulles, que l'on peut le retrouver.

Quant à l'eau du Lion, l'observation y découvre aussi, quoique d'une autre manière, la présence d'une très légere proportion de soufre. On voit dans le fond du vase à l'endroit
qui correspond à la chûte du jet, une tache noire à surface
lisse et comme voilée d'une mucosité grasse, de même couleur. A sa surface on observe des stries déliées, se dirigeant du
centre à la circonférence, formées de cette substance blanche
et douce au toucher que l'on voit en abondance sur le trajet
des eaux de la Porretta Vecchia et de la Puzzola ; substance
qui n'est autre chose que du soufre herborisé. Du reste cette
substance blanche produite par la chûte de l'eau du Lion,
receuillie avec soin, ayant été frottée avec un pièce d'argent,
ce métal s'obscurcit bientôt et prit une teinte noirâtre.

Afin d'observer les eaux de la Porrette dans leur état de
repos, on fit les expériences suivantes. Durant l'époque où ces
Thermes cessent d'être fréquentées, on laissa les baignoires se
remplir, puis on boucha exactement les issues à la partie supérieure, de manière à empêcher l'eau de se déverser par le

haut. Les baignoires une fois pleines, on ouvrit assez les tubes de dégagement inférieurs pour qu'elles pussent se vider par en bas, d'autant d'eau qu'elles en recevaient par les sources pénétrant par le fond de leur plancher. Les choses étant ainsi disposées pour les trois bains, on laissa le Bain del Buc dans un repos parfait. On plongea dans le Reale, un sac ou coussin de toile rempli de paille, de manière à ce que ce dernier ne pût comprimer les orifices de la source, mais à ce qu'il demeurât un peu élevé au dessus du fond de la baignoire, et qu'il s'opposât ainsi au passage des bulles à mesure que celles-ci s'élevaient du fond de l'eau. On étendit à une certaine hauteur au dessus du Marte, un drap de laine, de façon à ce que celui-ci opposât une barrière à la fuite des vapeurs inflammables, lesquelles s'étant déjà libéré de leur enveloppe à leur sortie de la surface de l'eau, s'échappaient en pleine liberté à l'air extérieur. Au bout de quelques jours on vit à la surface du bain del Buc et dans celui del Marte, une pellicule très mince d'une couleur fauve changeante, déchirée dans les points correspondant au brisement des bulles, et offrant une plus grande épaisseur dans certains endroits que dans d'autres, suivant leur degré d'accumulation et de cohésion. Le drap qui avait servi à l'expérience du Bagno del Marte attentivement examiné, n'offrit d'autre phénomène qu'une certaine humidité et mollesse, ne présentait pas de substance grasse, ou s'il en existait quelques traces, on n'en eût pas soupçonné la présence, si l'on n'eût su d'avance que ce drap avait été exposé aux vapeurs inflammables des eaux Porrettaines. Il n'en était pas ainsi du sac logé dans le Bain Reale. Ce sac que l'on y avait laissé submergé pendant trois semaines, retiré pour en faire l'examen, se trouva enduit d'une substance fauve, semblable à celle que l'on avait déjà trouvée à la surface des Bains del Buc, et Marte, et comme celle-ci grasse, épaisse, et d'apparence muqueuse; et cela surtout à la portion inférieure du sac plus directement exposée au contact immédiat des bulles vaporeuses. On ne vit cependant point flotter à la surface de ces eaux de substance bitumineuse. La substance adhérente au sac, si l'on en excepte un degré moindre de consistance, ressemblait beaucoup à la matière que l'on observe toujours et par tout, dans les fissures et spiraux du Sasso-Cardo, par lesquels s'échappent les vapeurs inflammables, et que l'on trouve aussi en grande abondance en ouvrant la petite caverne du fond de laquelle sourde la source du Lion. On recueillit cette substance d'apparence muqueuse, en la râclant sur le sac avec une cuiller d'argent, qui ne perdit nullement de son poli par l'opération. Cette substance était douce et humide au toucher, un peu tenace, de couleur fauve, à peu-près sans saveur, et d'une odeur très faible et légèrement nauséabonde, lorsqu'elle était récemment extraite de la source, bien qu'elle n'en communiquât aucune à l'eau elle même; mais conservée dans un flacon, elle acquérait au bout de quelques jours, une couleur noirâtre, et une odeur lourde et fétide. On soumit à la distillation dans une cornue de verre, quatre onces de cette substance. On vit alors s'élever en premier lieu un fluide aqueux, insipide, et d'une odeur empireumatique, en suite parut une liqueur grasse, filante, de couleur foncée qui en se condensant, adhérait fortement aux parois de la cornue; enfin dans le fond de celle-ci, il resta un caput mortuum léger, spongieux, dont, après qu'on l'eut facilement réduit en poudre, on approcha une aiguille aimantée qui se couvrit en peu de temps d'une infinité de particules métalliques, qui y restaient attachées avec force.

De ce que l'auteur de ces recherches, dit qu'il ne trouva point de substance bitumineuse à la surface de l'eau des Bains del Bue et Marte, qui avaient été abandonnés à eux mêmes, tandis qu'elle existait dans la composition de la matière extraite de la surface du sac tiré du Bagno Reale, il s'en suivrait que dans le premier cas, cette matière bitumineuse s'était échappée avec le gaz, étant combinée plus exactement avec ce dernier que la matière grasse muqueuse qui n'en formait que l'enveloppe; et que dans le second, les bulles ayant séjourné long-temps à la surface du sac plongé dans le Bain Reale, ce séjour prolongé avait suffi pour opérer la séparation du bitume minéral ou pétrole dissout dans le gaz.

Lorsqu'après une immersion plus ou moins prolongée, on examine la peau du baigneur, on voit que celle-ci n'est pas mouillée partout également, et que l'eau s'est retirée et rassemblée en grosses gouttes, ou bien a formé à la surface de son corps, une sorte de réseau laissant la peau sèche par places, ou seulement légèrement humide et souple. Cette circonstance tient à ce que, comme l'a démontré l'expérience du sac placé dans le Bagno Reale, toutes les fois que les globules chargés de vapeurs inflammables, rencontrent un corps quelconque sur leur passage, ils s'arrêtent et s'attachent à ce corps; puis l'eau de ces sources contenant déjà de nombreux fragments ou pellicules de cette substance grasse muqueuse qui forme l'enveloppe des bulles, fragments qui ont été produits par le déchirement de celles-ci contre les parois des sinuosités ou passages souterrains des rochers, ces fragments ou pellicules graisseux ainsi que les bulles elles mêmes, en venant se heurter contre le corps du baigneur, s'attachent à sa peau, et font ainsi l'office d'une huile avec laquelle il se serait oint çà et là le corps avant d'entrer dans le bain.

Les Eaux de la Porrette sont d'une transparence et d'une

limpidité cristallines remarquables, au moment où elles sortent du rocher, et offrent encore après leur refroidissement et l'évaporation de leurs principes gazéiformes, la transparence de l'eau de source ordinaire. Elles ne contiennent point de particules sablonneuses, et ont au toucher une douceur et une finesse qui les caractérisent. Elles ne forment ni dans les vases où elles sont reçues, ni le long du trajet qu'elles parcourent, de dépôt tartreux. La substance grasse muqueuse dont nous avons parlé, leur communique une douceur et une onctuosité qui les rendent comme filantes; cette dernière circonstance se fait surtout remarquer dans les sources qui sourdent dans le voisinage du Rio-Maggiore. Elles se congèlent très difficilement, même lorsqu'elles sont exposées à un froid artificiel considérable.

Les eaux sulfureuses de la Porretta Vecchia, de la Puzzola et des Donzelle ont l'odeur hépatique, ou d'oeuf gâté, qui est particulière à cette classe d'eaux minérales. Elles ont un goût saumâtre et un peu nauséabond. Ces trois sources contiennent à peu près la même quantité d'acide sulphydrique. L'eau du Lion est de toutes les Eaux Porrettaines, celle que l'on boit avec le moins de répugnance. Elle a été comparée pour sa manière d'agir, à l'eau du Tettuccio de Monte-Catini dont elle se rapproche assez du reste par sa composition. Je serais tenté d'appeler l'eau du Lion de la Porretta, le Madère sec des Eaux Minérales. Sa saveur, est celle d'un léger bouillon. Mise dans des flacons bien bouchés elle se conserve indéfiniment, et peut s'expédier fort loin sans perdre aucunement de ses vertus purgatives.

Observées à différentes époques, les eaux de la Porrette ne paraissent pas subir d'altération. Leur température s'est toujours montré la même dans toutes les saisons et prise à des époques très éloignées les unes des autres. Ainsi la température rapportée par Bassi vers le milieu du siècle dernier, est à très peu de chose près la même que celle que l'on trouve dans les tables du Professeur Sgarzi dressées en 1838. Toutes ces sources sourdent toujours avec la même abondance et la même régularité, et ne paraissent nullement affectées par les variations atmosphériques.

COMPOSITION

DES EAUX MINÉRALES DE LA PORRETTE

D'après l'analyse du Prof. Sgarzi, faite en 1837.

PORRETTA VECCHIA

Temp. 28° Réaum. (93 Fahrenheit, 35 centigrade.

Dans 100 onces d'eau:

Acide sulphydrique	Pouces Cubes	2, 40
—— carbonique	»	1, 10
Proto-carbure d'hydrogène	»	0, 40
	Total, Pouces Cubes	3, 90

			dans 100 parties
Chlorure sodique ou Sel marin . . Grains	140, 80	0,24444
Iodure ——— . . . . »	001, 60	0,00277
Carbonate ——— . . . . »	022, 24	0,03861
——— magnésien . . . . »	003, 20	0,00555
Matière pseudo-organique . . . . . »	001, 60	0,00277
	169, 44	0,29414
Perte . . . . »	1, 76	0,00308
Somme Totale Grains	171, 20	0,29722

PUZZOLA

Temp. 22° R.   81 Fahr. 27.50 cent.

Dans 100 onces d'eau

Acide sulphydrique. . . . . P. C.	2, 40
—— carbonique . . . . »	0. 50
Proto-carbure d'hydrogène . . . . . . »	1, 00
Total. P. C.	3. 90

		dans 100 parties
Chlorure sodique . . . . Grains	166, 40	0,28888
Iodure ———— , traces indéterminées. »	» »	»
Carbonate ——— . . . . »	006, 95	0,01218
———— calcique . . . . »	001, 60	0,00277
Alumine. . . . . »	002, 40	0,00416
Silice, traces indéterminées . . . . . »	» »	»
Matière pseudo-organique . . . . . . »	001, 60	0,00267
	178, 95	0,31066
Perte . . . . »	5, 05	0,00878
Som. Tot. Grains	184, 00	0,31944

DONZELLE

Temp. de la BUVETTE 26° ¹/₂ R. (92 Fahr. 33. cent.); des BAINS N° I. 26° ¹/₄ R. (91 Fahr. 32,76 cent.); N° II. 25° ³/₄ R. (90 Fahr. 32 cent.); N° III. 25° R. (88 Fahr. 31,25 cent.); DOUCHES 24° R. (86 Fahr. 30 cent.); CABINETS 25° R. (89 Fahr. 31,25 cent.).

Dans 100 onces d'eau :

Acide sulphydrique . . . . P. C.	2, 30
—— carbonique . . . . »	0, 80
Proto-carbure d'hydrogène . . . . »	1, 30
Total, P. C.	4, 40

			dans 100 parties
Clorure sodique . . . . Grains	398, 40		0,69166
Iodure ——— . . . . »	002, 40		0,00416
Bromure? traces indéterminées . . . . . »	»	»	»
Carbonate sodique . . . . »	020, 23		0,03513
——— — calcique . . . . »	007, 19		0,01249
Carbonate de fer? traces indéterminées . »	»	»	»
Silice . . . . »	002, 40		0,00416
Alumine . . . . »	004, 00		0,00694
Matière pseudo-organique . . . . . . »	004, 80		0.00833
	439. 42		0,76287
Perte . . . . »	2, 18		0,00379
Som. Tot. Grains	441. 60		0,76666

LEONE

Temp. 28° R.   95 Fahr. 35 cent.

Dans 100 onces d'eau :

Acide sulphydrique . . . . P. C.	1, 70
——— carbonique . . . . »	0, 60
Proto-carbure d'hydrogène . . . . »	1, 30
Total, P. C.	3, 60

		dans 100 parties
Clorure sodique . . . . Grains	480, 80	0,83472
Iodure ——— . . . . »	005, 60	0,00972
Bromure? traces indét. . . . . . . »	» »	»
Carbonate sodique . . . . »	016, 47	0,02861
——— calcique . . . . »	002, 40	0,00416
——— magnésien . . . . »	004, 80	0,00833
Alumine . . . . »	002, 40	0,00416
Matière pseudo-organique . . . . . . »	004, 00	0,00694
	516, 47	0,89664
Perte . . . . »	1, 93	0,00336
Som. Tot. Grains	518, 40	0,90000

BOVI

Temp., Bce Nuovo 27° $\frac{1}{2}$ R. (94 Fahr. 34,25 cent.); Bce Vecchio 29° R. (97 $\frac{1}{2}$ Fahr. 36,25 cent.); Bce Nuovo I. 29° R. (97 Fahr. 36,25 cent.); Bce Nuovo II. 29° R. (97 $\frac{1}{2}$ Fahr. 36,25 cent.); Bce Nuovo III. 28° $\frac{3}{4}$ R. (97 Fahr. 36 cent.); Bce Nuovo IV. 28° $\frac{1}{2}$ R. (97 Fahr. 36 cent.).

Dans 100 onces d'eau

Acide sulphydrique . . . . P. C.	0, 80
—— carbonique . . . . »	0, 90
Proto-carbure d'hydrogène . . . . »	5, 80
Total, P. C. »	7, 50

			dans 100 parties
Chlorure sodique . . . . Grains	432, 80	0,75138
Iodure ——, traces indét. . . . . »	»	»	»
Carbonate ·——— . . . . »	033, 60	0,05833
———— calcique. . . . . »	004, 80	0,00833
Alumine. . . . . »	002, 40	0,00416
Silice, traces indét. . . . . »	»	»	»
Matière pseudo-organique . . . . . . »	003, 20	0,00555
	476, 80	0,82775
Perte . . . . »	004, 00	0,00697
Som. Tot. Grains »	480, 80	0,83472

MARTE

Temp., MARTE VECCHIO 30° $\frac{1}{2}$ R. (101 Fahr. 38 cent.): MARTE NUOVO 30° R. (100 Fahr. 37,50 cent.).

Dans 100 onces d'eau :

Acide sulphydrique . . . . P. C.	1, 30
—— carbonique . . . . »	0, 80
Proto-carbure d'hydrogène . . . . »	2, 40
Total, P. C.	4, 50

			dans 100 parties
Chlorure sodique . . . . Grains	376, 00	0,65277
Iodure ———, traces indét. . . . . »	» »	»
Carbonate ——— . . . . »	052, 00	0,09027
——— calcique . . . . »	008, 00	0,01388
Fer carbonaté . . . . »	001, 60	0,00277
Alumine . . . . »	001, 60	0,00277
Matière pseudo-organique . . . . . . »	002, 56	0,00445
	441, 76	0,76691
Perte . . . . »	5, 53	0,00961
Som. Tot. Grains	447, 29	0,77652

REALE

T. 30° R. (100 Fahr. 37,50 cent.)

Dans 100 onces d'eau

Acide sulphydrique . . . . P. C.	1, 50
—— carbonique . . . . »	1, 10
Proto-carbure d'hydrogène . . . . »	2, 30
Total, P. C.	4, 90

		dans 100 parties
Chlorure sodique . . . . Grains	377, 60	0,65555
Iodure ———, traces indét. . . . . . »	» »	»
Carbonate ——— . . . . »	030, 40	0,05277
———— calcique . . . . »	014, 40	0,02500
Alumine . . . . »	001, 60	0,00277
Matière pseudo-organique . . . . . . »	001, 60	0,00277
	425, 60	0,73886
Perte . . . . »	2, 40	0,00419
Som. Tot. Grains	428, 00	0,74305

TROMBA

Diana 28° R. (95 Fahr. 35 cent.); Minerva 28° ½ R. (97 Fahr. 36 cent.).

Dans 100 onces d'eau :

Acide sulphydrique . . . . P. C.	1, 30
—— carbonique. . . . . »	1, 10
Proto-carbure d'hydrogène . . . . »	2, 50
Total, P. C.	4, 90

				dans 100 parties
Chlorure sodique . . . . Grains	377, 60			0,65555
Iodure ———, traces indét. . . . . . »	»	»		»
Carbonate ——— . . . . »	020, 80			0,03611
——— calcique . . . . »	007, 20			0,01250
Alumine . . . . »	001, 60			0,00277
Silice, traces indét. . . . . »	»	»		»
Matière pseudo-organique . . . . . »	003, 20			0,00555
	410, 40			0,71248
Perte . . . . »	3, 20			0,00557
Som. Tot. Grains	413, 60			0,71805

CHAPITRE QUATRIÈME

Histoire. — Beaux Arts, et Sites de la Porrette
et de ses Environs.

Occorse una cosa insigne nel territorio di Bologna, che furono li bagni della Porretta ritrovati in quest' istesso anno (1205) secondo che scrisse Leandro nella sua Italia, la virtù de' quali è da' Medici tanto celebrata, che il grido ne va per tutto il mondo. Ma perchè il detto Leandro descrive la ritrovata loro, come si è detto, sotto quest' anno presente 1375, ci è parso di mostrare essere stata la detta scoperta più di prima assai, poichè per una provisione fatta dal Senato di Bologna sotto l'anno 1368 alli tredici di Maggio si vede, che gli Anziani trattando di fabbricare a' detti bagni concedono a quei, che ivi fabbricaranno case, molte esenzioni, e grazie, acciocchè con qualche comodità si potessero albergare gl' infermi, che a quel luogo venivano per ricuperare la sanità. In oltre anche troviamo altra memoria della suddetta più antica, come più sotto s' intenderà.

Correndo gli anni del Signore mille ducento cinquanta, come anche afferma Andrea di Bernardo Istorico antico Cittadino Bolognese, che scrisse l'Istoria di Forli, un contadino di Capognano ritrovavasi avere un bue ec. « Cher. Ghirardacci della Hist. di Bolog., par. 2, pag. 335 e 336. » Segue il citato Storico a raccontare diffusamente, come nell' anno suddetto 1250 questo bue risanò da una infermità a comune consenso giudicata affatto incurabile per avere bevuta in copia, e frequentemente l'acqua termale Porrettana, avendolo abbandonato il suo padrone, e lasciato vagare a suo talento in que' contorni, siccome creduto insanabile; quale storia, qualunque sia, viene riferita da quasi tutti gli Autori si Storici che Medici di quest' acque.

Delle Terme Porrettane, pag. 249.

La Porrette n'est pas moins le pays des contrastes, que celui des prodiges. A côté de ces eaux chargées de calorique et imprégnées de substances médicamenteuses, sans cesse jaillissantes, il suffit de faire quelques pas pour se désaltérer avec l'eau la plus légère et la plus fraîche. Une maisonnette

qui rappelle les chalets suisses, sise sur la pente du coteau
de la Croix, et entourée de pergolas et de verdure, jouit de
charmants points de vue sur les alentours. Cet endroit s'appelle Monte Albano, et c'est là que l'on trouve cette eau de
source.

Le petit bon homme qui m'y avait ammené, connaissait la
topographie du pays à peu près aussi bien que moi, en sorte
que, désirant aller rendre mes hommages à la fameuse croix
qui de temps immémorial donne son nom à la montagne, j'eus
tout le loisir de me perdre dans les jolis bocages du Mont
Porrettain avant de parvenir jusqu'à cette célébrité. La végétation de haute futaie qui couvre ces coteaux, est des plus
belles et des plus vigoureuses, et forme des ombrages magnifiques qui doivent être souvent le rendez-vous des baigneurs.
En parcourant ces hautes collines avec leur forêts de chênes
et de châtaigniers, et leurs petits sentiers de charrette, on se
croirait dans un parc anglais. Je trouve dans les Lettres Porrettaines, l'expression d'un vœu bien naturel, lequel vœu, le
cas échéant, ne peut manquer d'être pris en considération. . . . .
« Un fenomeno maraviglioso è la vegetazione di grosse pian-
« te, che spontaneamente allignano, e crescono fra questi
« mucchi di pietre o sassi, fra queste rocce, massime in quella
« parte del monte Porrettano che è chiamato *Poggio della*
« *Croce*, piante di tanta altezza che di rado sono svelte, e
« rotte dai venti. Arbori (i castagni) pur vi sono che frutti-
« ficano in gran copia, e codesto monte della Porretta è così
« bellamente da quelli coperto, che mostrando variate vedute
« pittoresche graziose all'occhio per la naturale loro disposi-
« zione, mai dovrebbe essere egli guasto coll'estirparsi di que-
« ste piante, o muoversi dei sassi, bastevole essendo al dire
« del *Molina* che lo sfacimento sia divenuto quasi generale

« in tutta quella porzione di monte che dicesi *Sasso-Cardo*, che
« è dal fianco meridionale dei bagni (14). »

Disons le, bien que cela soit peu à la louange d'une civilisation avancée, l'esprit d'utilitarisme mal entendu ou exagéré,
est le génie vandale de notre époque dont la main profane
semble se porter de préférence sur tout ce qui a en soi quelque
cachet de grandeur passée, ou de noblesse. Espérons pourtant
que les chênes Porrettains échapperont à la hache prosaïque,
et par fois trop nivelleuse des temps modernes.

Mais à peine ai-je posé en frondeur de certaines tendan-
ces, que je m'occupe incontinent de battre en brèche les
principes conservateurs que je viens de défendre. Rien de
plus romantique que le chemin qui conduit à la Porretta Vecchia, contournant, comme il le fait, le pied de la montagne, et
bordé, qu'il est, de beaux arbres, et offrant ainsi aux prome-
neurs un berceau continu de verdure; et bien, quelques
villas, ou tout au moins, quelques jolies maisons distancées
sur le bord de la route, sans en être trop rapprochées,
seraient une grande acquisition pour le public, et surtout

(14) A moins que le soleil ne se lève à Gênes et ne se couche à
Ancône; que la rivière du Reno qui descend des Apennins pour se
jeter dans le Pô, ne coule du Nord au Midi, le Sasso-Cardo, qui
s'élève sur la rive gauche du Rio-Maggiore, lequel s'en va rejoindre à
angle droit plus bas, le lit du Reno vers lequel il afflue par la rive
gauche; le Sasso-Cardo, qu'il n'en déplaise à l'auteur de cette citation,
occupe le flanc *septentrional*, et non pas méridional des Bains de la
Porrette. Du reste, voyez au chapitre premier, l'article géologique
emprunté à Bassi, où il est question du Madognana et des monts de
la Rocchetta et de la Madonne, comme s'élevant successivement *du Nord*
au Midi du Rio-Maggiore sur la rive droite de celui-ci, et par conséquent sur le côté des Bains opposé à celui où se trouve le Sasso-Cardo.

pour les baigneurs qui fréquentent les établissements de la Puzzola et de la Porretta Vecchia, et formeraient à mon avis un complément opportun des logements que l'on trouve à la Porrette, et qui doivent être insuffisants quand la saison est nombreuse.

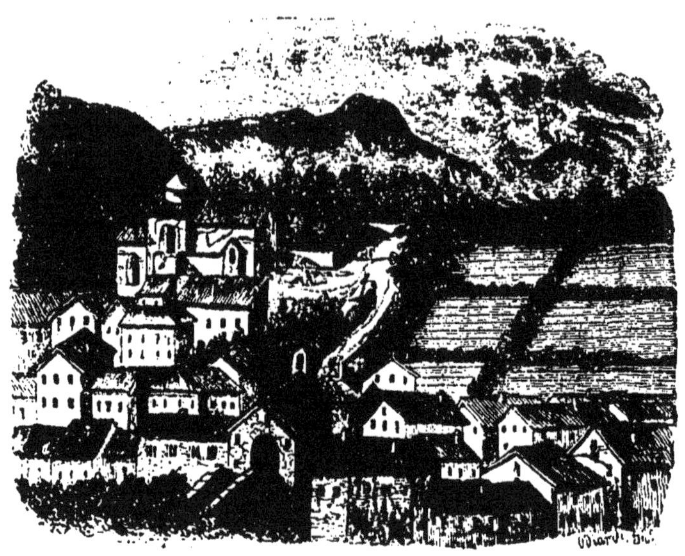

LA PORRETTE

Au reste, comme l'universalité des choses de ce monde est gouvernée par le système des compensations, que toutes parcourent les périodes qui leur sont assignées, font leur temps et s'en vont, pour laisser la place à d'autres, la Porrette, qui, elle aussi, a inauguré une ère nouvelle en faisant sauter les rochers qui la séparaient de la Toscane, tandis que celle-ci a répondu à l'appel en lui jetant trente kilomètres de grande route, la Porrette, qui poursuit sans relâche son mouvement à

elle, en plantant des arbres, en construisant, pour l'avantage
de ses ressortissants, des trottoirs sur ses grands chemins et des
maisons mieux adaptées aux exigences de l'époque, la Porrette
verra sans nul doute très prochainement descendre à la porte
de ses *Palazzine*, quelque fragment voyageur d'une Chambre
Haute ou Basse, Britannique explorateur, — quelque Germain,
touriste et poëte humanitaire, — le Français, artiste ou phi-
losophe, — l'Américain, enthousiaste de son pays et scepti-
que pour les autres, — beaucoup de chercheurs de la vie à
bon marché, car à la Porrette, les dîners se payent 3 pauls,
le logement 2 $^1/_2$, déjeuner et thé le soir quelque chose comme
3 pauls, en tout 7 à 8 pauls ; — et ceux qui s'y rendront parce
que d'autres y seront allés,

> Come le pecorelle escon dal chiuso
>   Ad una, a due, a tre, e l'altre stanno
>   Timidette atterrando l'occhio e'l muso ;
> E ciò, che fa la prima, e l'altre fanno,
>   Addossandosi a lei s'ella s'arresta,
>   Semplici e quete, e lo'mperchè non sanno.

Maintenant, je pose en principe qu'il fait moins chaud à
la Porrette que partout ailleurs en Italie, et comme preuve, je
prie le lecteur d'ouvrir ce livre à la page 42, où il verra que
la moyenne de température pendant les mois de Juin, Juillet,
Août et Septembre y a été de 18° Réaumur, la plus haute
de 22, et la plus basse de 12, pour une période de trois
années consécutives (15). Fort de ces documents numériques, j'en
appelle au jugement d'un école qui a écrit sur sa bannière :
Souveraineté des Chiffres, — et je lui demande : ne suis-je pas

---

(15) 73, 82, 89 Fahr.

en mesure avec les chiffres que je possède, de formuler impuné-
ment l'axiome que voici? Il résulte du dépouillement de notre série de tableaux etc. etc., que l'on devra accorder
à la Porrette, bien qu'il s'agisse d'une localité dans le
centre de l'Italie, l'été n'y étant non seulement point trop
chaud mais même très agréable et très frais, la préférence toutes
les fois que l'on aura en vue une villégiature aux scènes ro-
mantiques et primitives, ou que l'on se proposera de respirer
plus à l'aise, sans repasser les Alpes. Ainsi, Porretta mia, ouvrez
vite vos portes, multipliez incessamment le chiffre de vos maisons, et grossissez le nombre de vos locandes.

Ensuite, dites à votre administration, en Souveraine que vous
êtes : il nous faut un pont en bel et bon grès Porrettain, et cela
au plus vite sur le Rio-Maggiore, dans l'endroit où ce dernier
s'unit au Reno. Nous savons que votre planche économe, laquelle sert de communication aux deux bouts de la grande
route, est peut-être sans inconvénient pour nos Italiennes,
trop posées qu'elles sont pour s'abandonner aux distractions en
général ou à la rêverie en particulier, qu'il n'y a non plus
rien du tout à craindre pour la Parisienne, dont le pied
mignon touche à peine le sol en passant, qu'il est superflu
aussi de faire mention de l'Anglaise . partout intrépide mar-
cheuse, sur un *quarter-deck* balancé par une mer en fureur,
comme sur l'échelle problématique jetée au travers d'un
glaçon du Grindenwald ou de Chamounix, — et encore il faut
quelquefois si peu de chose pour faire un faux pas !!! et
alors ... Mais il est une catégorie toute spéciale d'individus dont le cerveau a coutume d'oublier, dans de certains mo-
ments, l'office de pilote qui lui a été dévolu ; de ce nombre,
sont les rêveurs de toute espèce, qui en général affluent aux
Eaux, tel est le malade imaginaire . étranger de sa nature au

monde extérieur. — tel pourra être le poëte que nos montagnes auront fasciné, — tel sera encore l'amant dédaigné, sans cesse occupé à sonder une plaie incurable, etc. etc., vous comprenez alors, estimables administrateurs, toute l'inconvenance d'exposer ces messieurs à faire un saut hydropathique, quelqu'avantage qu'il puisse du reste en résulter par l'à propos de l'accident. —

Hâte-toi donc de te prononcer, ô arbitre dont les jugements sont sans appel, jeune femme aux allures de patricienne, qui, hier encore monarchique t'es fait aujourd'hui citoyenne, et qui, jetant au peuple ta cravache de Longchamp et ta couronne de duchesse, empoignes la lance et te coiffes d'un bonnet phrygien...; et les Thermes de Caracalla, transportées alors par un *special train*, des bords du Tibre sur la grève du Reno, seront insuffisantes pour *accommoder* la foule des baigneurs... Mais je croyais bonnement présenter un placet en faveur des Thermes de Porretta, à la Déesse du caprice, à ce Protée insaisissable; à ce dernier de tous les Souverains quand-même, à la Mode enfin, et voilà que je fais un appel à la Liberté! Ce que c'est pourtant que de lire les proclamations des Représentants de la République de Venise! Il y a de quoi en perdre la tête. — Est ce bien là, le mot de l'énigme européenne, Venise encore République? —

A propos d'innovations et de progrès, qu'il me soit permis de dire en passant au D.r Paolini: vous avez dans la cour d'une étable, derrière le Leone e Bovi, deux ou trois becs de gaz que vous fournissent gratuitement les officines cyclopéennes du Sasso-Cardo; pourquoi n'essayez vous pas, à la Porrette, des bains d'hydrogène carburé, comme on a ceux d'acide carbonique à Marienbad, et qu'on a trouvés utiles?

Enfin, pour en revenir à nos pérégrinations Porrettaines,

(si l'on veut bien me passer une tournure de phrase tant soit peu italienne), la vue dont on jouit depuis les hauteurs du Sasso-Cardo, ou du Poggio della Croce, sur les coteaux verdoyants et parsemés d'habitations qui s'élèvent sur la rive opposée du Reno, serait d'un effet charmant, n'était ce long ruban jaune qui traverse la vallée, formé qu'il est par les deux tiers du lit de cette rivière, que celle-ci a laissés à sec. En Suisse, nos fleuves et nos torrents sont dans toute leur force et leur majesté pendant l'été, grossissant, la belle saison durant, avec la fonte des neiges et des glaciers ; en Italie il en est tout autrement, et c'est en hiver, ou au moment des pluies et quand personne n'est là pour en jouir, que le genre du pittoresque domine dans les Apennins. Alors les torrents et les rivières de ces montagnes débordent dans les vallées, culbutent et entraînent, sur leur passage, ponts, maisons, arbres et grandes routes, pour ne laisser impitoyablement plus tard aux yeux des amants de la belle nature, au lieu de courants impétueux, que des bancs de sable d'une désolante aridité.

Mais portons nos pas vers le pont de la Madonne, et allons chercher dan ces lieux remplis d'une si douce poésie, une diversion au spleen que nous a causé la vue des eaux appauvries du Reno, image trop vraie des fréquentes déceptions de l'existence. Une petite façade à physionomie de moyen-âge à peine en relief au bas du rocher qui forme la charpente du Mont de la Madonne, est tout ce que l'on voit d'une chapelle dont le reste est caché dans l'intérieur de la montagne. Mais ce fronton historié qui reluit gaiement au soleil, ou salue d'une douce clarté le jour à son déclin — ces grands rochers noirs qui s'élèvent à pic tout au tour — l'arche gothique d'un vieux pont jeté dans cet endroit au dessus du lit resserré du fleuve, et qui relie un modeste chemin des anciens temps avec une superbe chaussée moderne, — tout cela forme un chapitre de roman qu'on peut lire plus d'une fois sans se lasser.

Au dessus de la porte de cette église, on voit une tablette, ou écusson en marbre jaune de Sienne incrusté dans le mur, et portant une inscription latine avec la date de 1599, laquelle inscription a trait à la famille patricienne des comtes Ranuzzi de la Porrette.

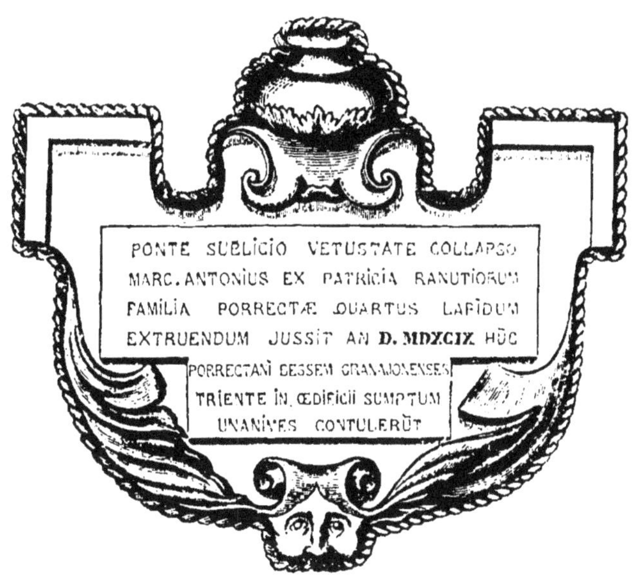

Or, la chronique du pays nous apprend que l'an **1447**, sous le pontificat de Nicolas **V**, la Porrette avec les districts environnants ayant été érigée en comté, Nicolas de Jacques Sanuto en fut investi, lui et sa descendance mâle, avec fiefs et apanages, par une bulle de ce Pontife. Plus tard le Siége Apostolique étant resté vacant par la mort de Paul II, survenue en 1471, et François, Cardinal de la Rovére ayant succédé à ce dernier sous le nom de Sixte IV, Gérome Ranuzzi, et Louis Marescotti chevalier, furent choisis pour porter les hommages du Sénat de Bologne au Souverain Pontife ; et comme Nicolas Sanuto déjà dans un âge avancé, se trouvait sans héritier, il ne fut pas difficile à Gérome de Ranuzzi d'obtenir du Pape le comté de la Porrette, pour lui et sa postérité née en légitime mariage. Nicolas Sanuto, premier comte de la Porrette et le dernier de sa race, étant mort l'an 1482, Gérome Ranuzzi prit possession du comté la même année, lequel passa après lui à ses descendants, et demeura depuis lors l'apanage de cette famille. Les Bains de la Porrette, que possédaient en fief les comtes Ranuzzi, ont continué à faire partie des biens de cette maison jusqu'à la fin du siècle passé.

La jolie auberge, dite Palazzina, qui se trouve dans le quartier des Bains, est bâtie, dit-on, sur le lieu qu'occupait l'ancien palais des Ranuzzi.

La cathédrale de Sainte Marie Magdeleine est construite sur les ruines d'une ancienne forteresse. Cette église est grande et belle, mais l'intérieur est inachevé. Le grand autel est orné d'une peinture de Denys Calvart, représentant l'apparition de notre Seigneur à Marie Magdeleine. Ce tableau offre un certain mérite. Denys Calvart fut le maître de Guido Reni, et c'est surtout à ce titre, qu'il doit d'avoir laissé son nom à la postérité.

Près de l'église de la Magdeleine, est l'oratoire de St. François, où l'on montre un tableau d'un grand prix d'Alexandre Tiarini, peintre Bolonais. Le sujet en est une Vierge en gloire avec l'enfant Jésus, qui dirigent leurs regards vers la terre. Deux saints occupent chacun l'un des côtés du tableau, et sont dans l'attitude de l'adoration; à gauche c'est un Saint François, et à droite un Saint Bernard, qui tient dans la main un petit bâton, et porte sur le sein une emblème céleste. C'est une magnifique composition dont le groupe supérieur rappelle la Vierge au Rosaire du Dominiquin, de la galerie de Bologne. Je vois avec peine que l'auteur spirituel auquel j'ai emprunté ces détails, dit à ce sujet: « ed oh! quanto sarei pago vedere fra « noi conservato un sì illustre dipinto, togliendolo a questi « dirupi, a queste bufere! » Mais c'est un souhait barbare qu'il fait là; n'est-ce pas aussi du vandalisme, que cette tendance à tout centraliser, que ce besoin d'ôter à une localité ce qui fait sa richesse, que cette manie de dépouiller les faibles pour grossir le monopole?

A deux milles de la Porrette, en prenant un sentier qui continue à monter depuis l'église de la Magdeleine, on trouve le village de Capugnano. Ce fut la patrie de deux guerriers, Ugolino dans le XIV siècle, et Giovanni Rizzoli dans le XV. Capugnano était déjà célèbre au temps de Charlemagne. Son église est assez vaste, et l'une des plus remarquables des Apennins du Bolonais. Elle a trois nefs qui offrent chacune une architecture différente, ayant été construites à des époques éloignées les unes des autres. Dans le chœur, on voit un tableau représentant Michel Archange tenant l'ange rebelle sous ses pieds, que l'on attribue à tort à Guido Reni; c'est une imitation, de quelqu'élève du Calvart, du fameux tableau des Capucins de Rome. La voûte de l'oratoire est très belle, et ornée de sculptures dorées qui entourent un tableau d'un mérite médiocre, représentant une crucifixion, avec Marie, St. Jean et Marie Magdeleine.

Suivant le Dictionnaire Chorographique du Calindri, il y aurait au dessus de l'autel, dit des Protecteurs, un

St. Roch par Alexandre Tiarini. Mais fiez-vous, dit l'auteur des *Porrettane*, aux faiseurs de Chorographies par le temps qui court ! Au lieu d'un St. Roch, cette peinture représente le Sauveur élevant la main droite, mais dont la pause manque de noblesse; au bas et à gauche est un St. Sébastien, et à droite le St. Roch. Ce tableau est probablement de quelqu'élève de mérite de Tiarini, car on retrouve évidemment la manière de ce dernier dans l'une des têtes et dans quelques plis, mais on voit bien que ce n'est pas là son pinceau.

Un autre autel, dédié à St. Antoine, est surmonté de ce saint en relief, recouvert d'une toile qui en fait une peinture ; morceau précieux qui mériterait d'être conservé, mais qu'au contraire on laisse se dégrader. Le jeune saint porte dans ses bras l'enfant Jésus. Ce tableau est bien dessiné, et d'un coloris très pur.

A quelques pas de l'église de Capugnano, on trouve au haut d'une côte, une vieille maison à moitié ruinée, et qui a nom Monzone. Ce fut là que naquit, et mourut, Jean de Capugnano dont quelques galeries conservent les ouvrages manqués. Devenu le jouet des élèves des Carraches, il finit par céder au conseil de l'un de ces derniers, et abandonna la peinture et Bologne, pour se retirer dans ses montagnes. Dans l'une des chambres de cette bicoque, on voit une fresque noircie par la fumée que le peintre villageois y avait tracée avec sa béquille.

Un peu plus loin, et perchée sur le haut d'un tertre, est l'église de Castelluccio. Cette église, qui est très ancienne, est chargée d'ornements peints à la chaux. Au dessus du grand autel est une assomption de la Vierge, tableau peint par Elisabeth Sirani, jeune fille célèbre par ses malheurs. Trois habitants des régions célestes supportent la Vierge qui repose sur les nuages. C'est une composition d'un effet grandiose, bien conservée et remarquable comme dessein et coloris.

Sortis de l'église de Castelluccio, notre touriste amateur dit qu'assaillis par une tempête, lui et sa société passèrent la nuit dans une mauvaise cabanne, et que là, une conversation pétillante d'anecdotes et qui eût fait pâlir les contes avec lesquels, au dire de Messire Sabadino degli Arienti, les joyeux baigneurs de la Porrette tuaient le temps l'an de grâce 1475, leur fit trouver les moyens d'adoucir les tribulations inséparables de la villégiature artistique.

Suivons le encore jusqu'au village de la Ferrière, situé sur la route de Bologne, qui d'après cet auteur, serait un petit coin fort romantique. On y arrive après avoir passé à guet le torrent Sella, et traversé une forêt; on découvre alors tout d'un coup, un village perché sur le haut d'un énorme rocher. Les rues tortueuses de ce hameau, les marches presqu'à pic qui y conduisent, la terrasse élevée sur laquelle repose la grande église, et enfin la dernière pointe du rocher à laquelle on parvient par un sentier étroit, forment un tout ensemble des plus pittoresques. Le sommet de ce rocher est surmonté d'une petite tour, remarquable par certains travaux de détail, et qui doit être fort ancienne. On voit dans le haut ces mots: « FULGURE ET TEMPESTATE LIBERA NOS DOMINE MDXXXVII » et sur deux bas reliefs, la Madonne et l'enfant Jésus, puis des saints avec le nom du fondateur « JOANNES BAPTISTA BONONIENSIS FECIT » et au dessous « *Refata al tempo di Francescho Magina nino Massaro et Bernardo Tanari* »; et enfin les armes de cette famille, qui portent au centre un croissant et « TA—RI ou *Tanari* », nom historique dans le pays comme le sont aussi ceux des *Gualandi*, — des

Capponi, — des *Albergati*, familles dont on retrouve encore quelques descendants.

La grande église de la Ferrière, qui est flanquée d'un fort beau clocher, est très ancienne; la charpente du toit de la nef du milieu, est remarquable comme objet d'art. Cette église est dédiée aux SS. Archange, Nazare, et Antoine abbé, et à la Madonne; c'est cette réunion de saints, sous l'invocation desquels cette église est placée, qui fait le sujet du tableau du grand autel. Dans l'une des chapelles on voit une peinture, style du Tibaldi ou du Samacchini, dont le fond est un paysage avec divers saints, et qui parait faire allusion à quelque vœu à l'occasion d'une peste; au bas et à gauche, on lit ces mots: « *S. Pietro Antonio — Et M. Felice Fratelli — Figliuoli del q.*ᵐ *— Jacopo Tanari per — fare la presente — Ancona nel* MD — LVII *die* 26 *martii* »; une autre chapelle est consacrée à la Vierge au Rosaire, représentée en bas-relief dans une niche. Le dais en est orné d'une Gloire de Madonne. C'est un chef d'œuvre du XVI siècle qui a peu de rivaux dans son genre. Cet ouvrage était autrefois enrichi des mystères du rosaire, et formait un ensemble d'un rare mérite; par ignorance et mauvais goût, on en a détaché cette dernière portion pour en faire autant de petits tableaux que l'on a incrustrés dans le mur après les avoir retouchés et mis sous verre. On voit aussi dans la même église un Christ scuplté d'un seul morceau de bois, et un second colorié et couché dans une niche, sur un poële d'une magnifique étoffe. Il y a encore quelques tableaux anciens dans un oratoire séparé du corps de l'église.

Au pied du rocher, est une maisonnette avec une Madonne, dite *della Rondine.* Au dessous de celle-ci, qui est peinte à l'extérieur, et à laquelle cette maison doit son nom, on déchiffre, plutôt qu'on ne lit: « MDXI . . *f. fare . . . chele de Corsino* ».

il manque comme on le voit une partie du millésime. Le reste peut se traduire ainsi: *fece fare Michele Corsini*; lequel Corsini devait appartenir à l'illustre famille toscane de ce nom, qui, lors des guerres intestines à l'époque du Dante et plus tard, fut du nombre de celles qui se réfugièrent dans ces montagnes, témoins, elles aussi, de hauts faits d'armes ainsi que le rapporte l'histoire . . .

C'est, sans aucun doute, à ses Eaux Thermales, que la Porrette a dû son existence, aussi bien que sa réputation. A peine celles-ci furent-elles découvertes, qu'elles devinrent promptement célèbres, et que la ville de Bologne toujours empressée à favoriser la fortune de ces Thermes, mit tout en œuvre pour les rendre commodes et avantageuses. Ghirardacci, et d'autres écrivains Bolonais avec lui, veut que lors de la découverte des sources Porrettaines, les lieux où elles sourdaient fussent incultes et déserts; or cela est peu vraisemblable, car le même auteur rapporte que l'on voyait, non loin des sources, les restes d'un ancien château dit *Castel Porredo*, et qu'il y avait aussi dans le voisinage quelque tour ou forteresse. *Rocchetta*, diminutif de *Rocca*, mot qui signifie *tour*, *place-forte*, *château*. Le nom de Rocchetta est celui que conserve encore aujourd'hui la portion méridionale du Mont Porrettain au pied duquel sourdent les eaux de la Porretta Vecchia, ainsi qu'il a été dit, à l'endroit où ces rochers dominent le Reno, qui en contourne la base. Il est probable que près du lieu où s'élevait cette forteresse il devait y avoir un pont qui servait de passage entre le nord de la Toscane, et le territoire Bolonais et la Lombardie (16). Ainsi il est à présumer que

(16) Marcus Tullius Cicéron, dit, quelque part, que de Rome *Tres viae sunt ad Mutinam....t supero mari Flaminia. ab infere Aurelia, Media*

déjà avant le quatorzième siècle et antérieurement à la découverte des Eaux Thermales Porrettaines qui aurait été faite, suivant l'opinion de Ghirardacci, vers l'an 1250, il y avait, dans ces lieux sauvages, des tours, des châteaux et des routes pouvant servir de passage au soldats. « An. 1212, Demum « ad Sambuccam progressi Mense Augusto oppidum magna mole, « ac summis per multos dies laboribus oppugnarunt, ac tandem « captum everterunt (17). Ita captivos suos recuperarunt et Sam-

Cassia. La voie moyenne, laquelle, d'après l'itinéraire d'Antonin, venant de Rome passait par Sutri, Chiusi et Arezzo, arrivait à Pistoie et se prolongeait sans aucun doute dans la direction de Lucques et de la Lunigiane, et encore plus au-delà; mais il est probable qu'au temps de Cicéron, antérieur à celui d'Antonin, il existait une route moins importante, qui traversait les Appennins, et venait aboutir à la Gaule Cispadane, ainsi qu'il en est fait mention dans son texte. Quoiqu'il ne soit pas resté de traces qui indiquent d'une manière précise, les lieux par lesquels cette route passait en se dirigeant de Pistoie vers le Pô, il est cependant fort vraisemblable qu'elle prenait la partie méridionale du territoire Bolonais d'aujourd'hui, en s'y prolongeant pour rejoindre la voie Emilia. Et lorsque Catilina, poursuivi par les légions Romaines, cherchait à opérer, d'une manière cachée, sa retraite vers la Gaule Cisalpine, c'était probablement au travers de ces contrées qu'il se proposait de passer, comme lui offrant la voie la plus courte et la moins périlleuse pour accomplir ses desseins. *Reliquos Catilina per Montes asperos magnis itineribus in agrum Pistoriensem adducit eo consilio, ut per tramites occulte profugerent in Galliam.* Sallustius, De Bell. Gallic., op. cit., pag. 273.

(17) La Sambuca se trouve à quatre milles de la Porrette, et Pavana en est à un mille et demi. On trouve dans ce voisinage, Capugnano, l'ancien château de Casi, et le Bailliage de Belvedere, lieux auxquels il est fait allusion. Op. cit., pag. 274.

« buccanos etiam, et Pavanenses relictis sedibus suis ad se ultro
« transeuntes, et perpetuo se Praetori Montano Bononiensi
« parituros jurantes receperunt. » Car. Sigonii, *De Reg. Ital.*,
lib. 16. L'auteur *delle Terme Porrettane*, dont le livre date
du milieu de la seconde moitié du dernier siècle, croit
aussi que ces routes, qui faisaient communiquer Bologne avec
la Porrette, et celle-ci avec la Toscane et le Modenais, devaient avoir existé encore deux cents ans avant l'époque
où il écrivait. Enfin, que ces ponts, en apparence fort anciens,
que l'on trouvait en plusieurs endroits sur les torrens, devaient faire supposer que ces vallées avaient été anciennement
très fréquentées ; et qu'ainsi la ville de Bologne, qui fut toujours le soutien de ces Thermes, voulant favoriser leur pros-
périté et leur agrandissement, avait dû trouver ses intentions
déjà secondées par l'état que lui offrait le pays.

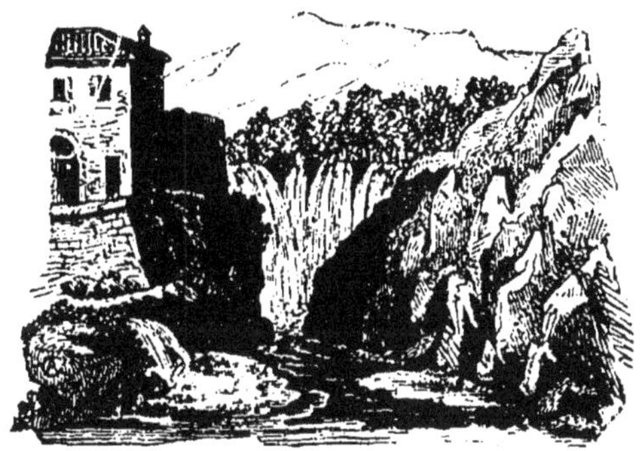

CASCATELLES DU RIO-MAGGIORE.

La première fois que l'auteur se rendit à la Porrette, une
illumination générale du Quartier des Bains y avait, naguère,
annoncé aux habitants la nouvelle de l'amnistie récemment ac-
cordée par le Pape.

PORRETTE.

PARTIE MÉDICALE.

PORRETTE.

PARTIE MÉDICALE.

Telle est l'opinion d'un homme célèbre sur les eaux de la
Porrette, que je trouve consignée sous forme d'épigraphe en
tête du second Mémoire du Prof. Paolini.

Bien que l'analyse soit insuffisante pour nous faire connaître
la nature *intime* des eaux minérales, et surtout l'*individualité*
d'une eau minérale quelconque, ou son action spéciale sur
l'économie, cependant la connaissance que nous avons de la
composition de ces agents thérapeutiques, sortant tout préparés
des mains de la nature, offre déjà une certaine valeur pour en
calculer *à priori* les effets, soit qu'on les considère isolément,
ou que dans cette étude théorique l'on fasse un rapprochement
de celles des eaux minérales qui ont entr'elles le plus d'analogie.

Si on retrouve dans toutes les eaux minérales à peu près

les mêmes bases alcalines, terreuses et métalliques, neutralisées par un certain nombre d'acides minéraux et de métalloïdes, la proportion, la présence ou l'absence des uns ou des autres, ainsi que l'existence dans ces eaux de ces éléments à l'état de gaz, le volume comme la nature de ces gaz, une température pouvant varier depuis celle de l'eau de source, jusqu'à une thermalité considérable; toutes ces circonstances, disons nous, sont autant de conditions ou de manières d'être des eaux minérales, qui les différencient ou les rapprochent les unes des autres, et qui ont permis d'en faire des classifications, dont la loi repose sur cette double condition de composés chimiques, et de corps affectant certaines propriétés physiques, classifications qui indiquent en même temps, comme il vient d'être dit, leurs effets respectifs présumables comme modificateurs des mouvements vitaux de l'organisme.

Mais qu'on ne croit pas, qu'à peine entré en matière, nous nous mettions en opposition avec la proposition pleine de philosophie dont nous avons fait notre devise. Non, car si nous avons la conviction que c'est l'expérience et l'observation qui forment les guides les plus sûrs autant de l'étude de la médecine en général, que de celle de la thérapeutique hydro-minérale en particulier, nous ne sommes pas moins persuadé aussi, que l'une pas plus que l'autre de ces deux études ne saurait marcher sans la théorie, ou, ce qui revient au même, sans l'appui de quelques principes fondamentaux acceptés par la science. Or, ces principes généraux ne sont en dernière analyse pour ce qui regarde la médecine des eaux minérales, que l'expression des connaissances acquises dans cette science, formulée dans le langage de la chimie.

Ainsi pour en finir avec les généralités, et aborder tout de suite le côté pratique de la question, ce qu'il convient de dire au sujet des propriétés des eaux sulfureuses, par exemple, trouvera son application dans ce qui regarde la portion des eaux minérales Porrettaines qui viennent se ranger sous cette dénomination.

« Les eaux sulfureuses, observe Pâtissier, dans son *Traité Général des Eaux Minérales*, sont excitantes; elles stimulent la membrane muqueuse gastro-intestinale; et suivant qu'elles sont plus au moins bien digérées, elles déterminent l'augmentation de l'appétit, ou l'inappétence, la constipation, ou la diarrhée; elles accélèrent le pouls, produisent un sentiment d'ardeur intérieure, l'insomnie, une agitation que Bordeu compare à celle du café; quelquefois elle portent leur action sur le cerveau, et causent une ivresse passagère (ce qui est le cas en particulier, pour la Porretta Vecchia), elles finissent par amener une sueur abondante, des exanthèmes, ou un écoulement considérable d'urines, qui servent de crise dans la plupart des maladies chroniques. » Ces dernières réflexions se trouvent corroborées par l'observation du docteur Paolini sur les effets que produisent les eaux de la Porrette sur l'économie. « L'énergie de ces eaux ne permet de les administrer que dans les maladies où il est nécessaire de réveiller l'action vitale, et lorsque les malades sont d'un tempérament plutôt lymphatique que sanguin. » Pâtissier, *Manuel des Eaux Minérales*, p. 104, Paris, 1837.

Les eaux Porrettaines sont en général purgatives, diurétiques et résolvantes; elles doivent au soufre et aux matières bitumineuses qu'elles contiennent, leurs propriétés vulnéraires et réparatrices; elles sont en même temps contondantes, déobstruantes et légèrement stimulantes.

Un des faits les moins contestés de la physiologie, est l'absorption des substances médicamenteuses par les surfaces extérieures. Cette absorption se fait d'autant mieux, que le véhicule de ces substances se rapproche davantage de la température du corps ; or nous avons vu que la température des eaux de la Porrette était à peu près celle du corps humain. L'expérience parait démontrer que l'on a obtenu des guérisons, en fesant uniquement usage de ces eaux a l'extérieur, et qu'elles agissaient alors de la même manière que lorsqu'on avait recours à l'emploi simultané de l'ingestion et de l'immersion.

En général les eaux de la Porrette ne conviennent pas dans les maladies caractérisées par un état inflammatoire ; que celui-ci soit partiel, ou qu'il occupe plusieurs organes à la fois, surtout lorsque cette inflammation a un certain degré d'acuité. Il est inutile d'y avoir recours dans les affections organiques, lorsque celles-ci sont parvenues à un periode avancé ; elles peuvent même alors, ainsi qu'elles le sont toujours dans les maladies organiques du cœur, être fort dangereuses.

Elles paraissent surtout indiquées dans les maladies chroniques qui résultent d'un état congestionel et subinflammatoire des systèmes lymphatique et veineux. Comme résolvantes, dans les épanchements séreux, certains empâtements du tissu cellulaire, et dans certaines indurations, restes d'un état inflammatoire préexistant. Comme correctives de la vitiation tant des solides que des humeurs, résultant d'une perversion de la force plastique ou assimilation organique.

Enfin les eaux Porrettaines sont fort utiles tant à l'extérieur sous forme de bains et de douches, qu'à l'intérieur dans plusieurs névroses.

Dans tous ces cas, ces eaux agissent non seulement par leurs vertus apéritives et résolvantes, et comme un puissant modificateur de l'innervation, mais encore par une opération organochimique, c'est à dire qu'elles sont d'abord perturbatrices de l'état vicié de nos solides et de nos fluides, et plus tard réparatrices de ces éléments. Ainsi le docteur Paolini les a trouvées utiles dans l'hystérie et l'hypocondrie, symptomatiques d'un ralentissement de la circulation veineuse, la première des ovaires et de la matrice, et la seconde de la portion hépatique de la veine porte; tandis que dans les cas où ces affection dépendaient d'une surexcitation nerveuse, ces eaux prises à l'intérieur étaient plutôt nuisibles qu'utiles; mais employées en bains, en injections, en douches, elles pouvaient devenir au contraire très avantageuses. Dans le premier cas, c'était aux eaux purgatives du Lion, des Donzelle, à doses modérées, qu'il avait recours, puis ensuite à celles de la Puzzola, et lorsque le tempérament du sujet s'y accomodait, à celle de la Porretta Vecchia plus excitante que la précédente. Dans le second, les bains des Donzelle, du Lion, de la Tromba, ainsi que les clystères du premier de ces établissements, était les moyens qu'il mettait en usage.

Ce praticien les a trouvées utiles dans les cas de paralysie totale ou partielle, pourvu que la maladie ne soit pas récente, ou entretenue par un état actif de congestion sanguine; comme aussi dans les torpeurs partielles, qui le plus souvent sont dûes à une attaque d'apoplexie ancienne. Les douches des Donzelle se sont surtout montrées avantageuses dans la paralisie du mouvement, affectant un des côtés du foie.

Elles sont encore utiles dans les cas de céphalalgie accompagnée de vertiges, que cet état soit idiopathique et résultant d'une inflammation chronique des méninges avec ou sans épanchement séreux, ou que cet état soit simplement nerveux, ou encore qu'il soit symptomatique d'un trouble des fonctions digestives. Dans ces cas, on devra conseiller les eaux de la Porretta Vecchia, qui bien qu'elles augmentent au commencement les symptômes, finissent ensuite par les dissiper, et rendent aux systèmes nerveux et musculaire leur ton et leur énergie.

Le Dr. Paolini s'est bien trouvé aussi, de l'application des douches à la region précordiale, dans les cas d'oppression purement nerveuse; il fesait prendre en même temps des bains dans l'eau du Lion. Il a employé aussi avec avantage ces mêmes douches, dirigées sur la région du foie et à l'épigastre, dans un cas de hoquet opiniâtre avec constipation et gonflement de l'hypocondre droit, et teinte ictérique de la conjonctive. Cet état était survenu à la suite d'une hémiplégie, dont le malade avait guéri. Il obtint la guérison de ces symptômes, par vingt cinq jours d'emploi à l'intérieur de l'eau du Lion, conjointement avec le bain du Boeuf et les douches des Donzelle sur la région du foie, et sur l'épigastre. Les eaux de la Porrette ne sont pas moins utiles dans les affections arthritiques et rhumatismales, dans la névralgie sciatique et dans la goutte. Dans ces cas, elles agissent non seulement comme remède essentiellement résolutif, mais encore elles servent à modifier la nature des solides et des fluides, et combattent d'une manière heureuse la perversion de l'assimilation, de laquelle parait dépendre, suivant l'opinion d'auteurs recommandables et entr'autres de M. Medici, la cause prédisposante de ces affections.

Les eaux que l'expérience a montré être surtout utile dans ces cas, sont celles de la Porretta Vecchia prises intérieurement, auxquelles on adjoint l'usage des bains les plus chauds, tels que sont ceux du Buc Vecchio I. et II., les Bains Reale et Marte. On se sert encore avec avantage de l'eau de la Puzzola, portée au degré de température qui peut être requise, au moyen de la vapeur. On doit même donner la préférence à

cette dernière lorsque l'affection rhumatismale se complique
de la diathèse scrofuleuse, ou de l'abus des préparations mercurielles. Dans tous ces cas, les Eaux Porrettaines paraissent
opérer la guérison de la maladie, par les sueurs abondantes
qu'elles provoquent, ainsi que par l'excrétion critique abondante
d'urines sédimenteuses et quelquefois chargées de dépôts
graveleux.

Dans les inflammations subaigues avec transudation d'une
matière pultacée concrète de la muqueuse bucco-pharyngienne, entretenues par une dyscrasie du sang et des humeurs,
dyscrasie qui donne lieu quelquefois aussi à des éruptions de
diverse nature. Dans ces divers cas, la Porretta Vecchia prise
en bains et en boisson s'est montrée fort utile.

La Puzzola prise à l'intérieur, a réussi dans les catharres
chroniques des bronches et du larynx. Cette eau d'une température plus basse que les autres sources et moins chargée de
fluides élastiques, est en général mieux supportée dans ces cas
par les malades. Il est inutile d'y avoir recours dans les cas
de tubercules pulmonaires. Et bien que l'on pût espérer d'en
retirer quelquefois un certain avantage dans la phthisie au
premier degré, il est probable que ses bons effets se trouve-
raient neutralisés par l'influence fâcheuse du climat. Car il ne
faut pas oublier que dans ce pays de montagnes, les changements de température sont fréquents, et qu'il y règne par
fois des vents assez froids.

Les eaux de la Porrette sont encore utiles dans les cas de
scrofules, et il semble quelle se montrent d'autant plus efficaces
que la maladie est plus généralisée, qu'elle est moins locale,
en un mot qu'elle est plus constitutionnelle. C'est surtout l'eau
du Lion à laquelle on doit alors avoir recours. Et il est naturel
de penser que son efficacité est due en partie au iodure sodique

qu'elle contient en quantité notable. L'eau des Donzelle peut aussi être utile. On pourra conseiller les bains Reale et Marte dans les cas de tumeurs blanches, pourvu qu'il n'y ait pas de carie des surfaces articulaires.

Les eaux du Lion et de la Porretta Vecchia prises à l'intérieur, sont indiquées dans les engorgements chroniques du foie et de la rate, dans les hémorrhoides anciennes, dans l'hypocondrie qui reconnait pour cause un état inflammatoire chronique de la veine porte et de ses ramifications. On peut y adjoindre les clystères ainsi que les bains des Donzelle. Il est quelquefois nécessaire de faire deux saisons, surtout lorsque l'engorgement de ces viscères est accompagné d'ascite.

Les eaux Porrettaines sont encore très efficaces dans les calculs biliaires dont ils facilitent non seulement le passage dans le canal cholédoque, et de là dans l'intestin grêle, mais encore elles agissent en modifiant d'une manière favorable l'état des capillaires veineux du foie et de la veine porte, d'où dépend la formation de ces concrétions calculeuses. La Porretta Vecchia prise à l'intérieur, est alors celle dont on peut retirer le plus d'avantage.

Si l'utilité de ces Eaux ne peut être contestée dans les cas d'inflammation chronique des gros troncs veineux, ou de lésions partielles de ces vaisseaux, leur efficacité est encore plus évidente dans les affections chroniques des vaisseaux capillaires du système veineux qui paraissent avoir une part importante dans la fonction de l'hématose. C'est ainsi que l'on pourra y avoir recours non seulement dans l'ictère, mais aussi dans le scorbut, la pourpre hémorragique, dans certaines affections de la peau qui paraissent comme les premières, dépendre d'un état anormal des capillaires veineux et d'une vitiation des humeurs.

Quant à l'inflammation chronique du système artériel, le docteur Paolini qui a eu l'occasion d'observer les symptômes décrits par le professeur Tomasini, comme pathognomoniques de l'artérite lente, survenue à la suite de pertes de sang considerables, le docteur Paolini, disons nous, ne se prononce pas d'une manière absolue sur l'efficacité ou la nocuité des eaux de la Porrette dans ces cas.

L'usage interne des eaux de la Porrette, mais surtout de celles du Lion, a rendu de grands services dans les désordres fonctionnels du tube digestif, tels qu'inappétence, mauvaises digestions, gastralgie, renvois, acidités des premières voies; dans les constipations opiniâtres, la diarrhée, même lorsque celle-ci est entretenue pas l'ulcération de la muqueuse du gros intestin, les coliques intercurrentes, le ténesme, etc.

Les propriétés apéritives et antacides de l'eau du Lion, la rapprochent dans son *modus operandi*, de celle du Tettuccio de Monte-Catini. L'eau du Lion est un lénitif doux, dont l'action est sûre, et exempte des inconvénients qui accompagnent souvent l'opération de la plupart des purgatifs. Ainsi que nous l'avons dit précédemment, l'eau du Lion se conserve très bien par le transport, en sorte que dans les cas où elle est indiquée, on pourra s'en servir loin de la source, quand on aura les moyens de se la procurer. On en extrait aussi les substances fixes, que l'on expédie au dehors, et au moyen de ces sels on peut faire une eau artificelle qui équivaut presque à l'eau naturelle.

Dans la gravelle, l'auteur des *Terme Porrettane*, recommande l'immersion dans les Bains du Bœuf, Marte, et Reale mais surtout l'usage interne de l'eau de la Porretta Vecchia. Giovanni Zecca, cité par cet auteur, dit à ce sujet: « *estque ad roborandos urinarios meatus omnes omnium praestantissima.* » Bassi attribue à l'eau de la Porretta Vecchia, la propriété de nettoyer les réservoirs et les canaux excréteurs des urines, et de les débarasser des humeurs visqueuses tenaces, dans lesquelles les matières salines séparées de l'urine s'agglomèrent et forment ainsi les concrétions calculeuses ; et d'entrainer l'expulsion de celles-ci. L'eau de la Porretta Vecchia, d'après Pellegrino Capponi médecin des eaux de la Porrette au 17ème siècle, serait encore d'une très grande efficacité dans l'hématurie. Le docteur Paolini fait mention de cas de blennorrhées anciennes, qui ont guéri par l'usage de la Porretta Vecchia à hautes doses. Cette dernière est encore fort utile dans les catharres de la vessie.

Les eaux de la Porrette peuvent rendre de grands services dans les menstruations difficiles et accompagnées de douleurs, dans les empâtements chroniques de l'utérus, les leucorrhées, quand bien même celles-ci sont de nature syphilitique. On voit ainsi qu'elles pourront souvent réussir dans la stérilité, bien que leur manière d'agir dans ces cas n'ait rien de spécifique, mais qu'elle se comportent alors comme de simples résolvants de l'état morbide de l'utérus, des trompes de Fallope ou des ovaires, qui s'opposaient à l'accomplissement normal des fonctions de ces organes. Les eaux auxquelles le professeur Paolini donne dans ces cas la préférence, sont celles du Lion, des Donzelle et de la Tromba, administrées en bains, ainsi que les divers modes d'injections qui se pratiquent dans le second de ces établissements, employées avec prudence.

Quant aux symptômes généraux de nature syphilitique, le docteur P. sans partager l'opinion des auteurs anciens, qui condamnaient l'usage des eaux thermales en pareil cas, et les considéraient comme pouvant procurer la mort, si non instantanément, au moins peu de temps après leur emploi, le docleur P. ne les regarde cependant point comme spécifiques, et cela pas plus les eaux de la Porrette que d'autres eaux minérales quelconques. Il a vu cependant de bons effets de l'usage de ces eaux, dans des éruptions cutanées légères, et dans des douleurs rhumatiques causées par la présence du virus vénérien. Il pense que l'on peut aussi, faire marcher ensemble un traitement antisyphilitique avec l'usage des eaux minérales Porrettaines ; et il a vu céder à l'emploi du bain Marte, conjointement à la boisson journalière de l'eau de la Porretta Vecchia, des symptômes constitutionnels etc., qui avaient résisté au traitement par le mercure.

Parmi les maladies de la peau, que le docteur Paolini a eu le plus fréquemment l'occasion d'observer à la Porrette depuis 1841, époque à laquelle il fut nommé médecin de cet Établissement, ont été : l'acne rosacea, différentes formes d'herpes, le psoriasis scrotal, plusieurs cas d'éphélides, de chloasma, et de psora. Enfin il a vu un cas de lèpre congénitale, qui recouvrait tout le corps comme d'une écaille de poisson. D'autres cas, de porrigo, d'érithème chronique de la face, d'impetigo occupant la totalité des membres inférieurs, un cas d'eczema de mauvaise nature chez une jeune malade scrofuleuse, répandu sur plusieurs régions du corps à la fois ; des pustules contenant un pus jaunâtre dont les unes en se rompant formaient des croûtes, et d'autres laissaient après elles des plaies plus ou moins étendues.

Il avait recours le plus souvent aux bains de la Porretta Vecchia et à cette eau prise à l'intérieur, quand il n'existait pas en même temps d'irritation gastro-intestinale, car alors celle-ci au lieu de passer librement par les urines, donnait lieu à des coliques, à des borborygmes, à de la diarrhée etc. . . Cette irritation causée par l'ingestion intempestive de l'eau de la

Porretta Vecchia, se traduisait au dehors par une augmentation des symptômes de l'affection cutanée, caractérisée par une rougeur plus intense, par une augmentation de la chaleur et du prurit, et par la dessication brusque et accompagnée de douleur quand il s'agissait de petites plaies ou d'ulcères. Il fesait alors prendre l'eau de la Puzzola, qui contient une quantité moindre de gaz acide sulphydrique, et qui en général se supportait mieux que la première. Il a trouvé qu'une légère purgation, continuée pendant un certain temps, était de la plus grande utilité dans ces sortes de maladies; dans ce but, il administrait l'eau du Lion et des Donzelle, dont l'emploi suffisait à lui seul quelquefois pour obtenir la guérison.

Les bains dont le docteur Paolini fait l'usage le plus fréquent dans les maladies cutanées, sont ceux de la Porretta Vecchia, de la Puzzola et du Boeuf. La première est préférable, lorsque sa température qui n'est pas très élevée, est bien supportée; car si l'eau est trop froide comme celle de la Puzzola lorsque celle-ci n'est pas réchauffée artificiellement, outre qu'elle a l'inconvénient de s'opposer à la transpiration, elle peut causer des répercussions fâcheuses sur les organes internes. L'eau de la Porretta Vecchia est nuisible dans les cas où il existe des solutions de continuité de la surface avec production de matières séreuse ou purulente, car alors les sels dont cette eau est chargée, ainsi que le gaz acide sulphydrique qu'elle contient en quantité notable, irritent et rendent son application douloureuse; ou son action sanative étant trop prompte, eu égard à la durée antécédente de la maladie, il peut en résulter des congestions sanguines dans des organes importants. Cependant, s'il est quelquefois plus avantageux d'avoir recours aux bains de la Puzzola, du Boeuf et de Marte, il n'est pas douteux que dans le plus grand nombre des cas.

on ne doive accorder la préférence à la Porretta Vecchia. Les premières, étant plus chargées de matières albumineuses, agissent d'une manière plus uniforme et plus douce sur la peau. L'eau de la Puzzola employée à l'extérieur, est surtout utile dans les ulcérations de l'enveloppe cutanée.

Les douches locales avec l'eau de la Porretta Vecchia, sont d'un grand secours lorsque la guérison étant déja avancée, il reste encore une altération circonscripte du derme, dans une partie quelconque du corps; soit que cette altération provienne de pustules, de papules, de squames etc., ou qu'il existe des indurations sous-cutanées ou du derme, indurations qui persistent quelquefois assez long temps après la disparution de l'efflorescence herpétique. Ce que nous venons de dire à propos des douches de la Porretta Vecchia, est applicable au boues de la Puzzola.

Sans suivre les pathologistes français ou autres, qui se sont occupés de classer les maladies de la peau, dans le labyrinthe de familles, de genres, d'espèces etc., qu'ils ont crées à cet effet, dans ce luxe de nomenclature qu'il considère comme un guide peu sûr dans l'étude étiologique et thérapeutique de ces maladies, le D.r Paolini s'est surtout appliqué dans sa pratique aux Thermes de la Porrette, à ranger les affections cutanées suivant leur degré de curabilité par le traitement de ces eaux minérales. C'est ainsi qu' il a vu guérir plus vite et plus sûrement, celles qui se présentaient sous la forme de vésicules, de pustules ou de papules contenant une humeur, ou encore celles où la peau était ulcérée, et où elle offrait des croûtes, résultat d'un écoulement et d'un desséchement ichoreux; affections auxquelles on donne quelquefois le nom d' exanthèmes humides chroniques; tandis que les squames, les taches, les tubercules indurés et d'autres formes de lésions du derme, caracterisées par une base indurée plus ou moins profonde des téguments, se montraient quelquefois rebelles aux traitements les mieux dirigés, ou ne cédaient à l'influence des eaux de la Porrette, qu'après deux saisons ou davantage, de leur emploi. Il a trouvé aussi que l'hérédité, l'âge, le sexe, la localité habitée par le malade, étaient autant de circonstances qui influent d'une manière notable sur le plus ou moins d'aptitude à guérir de ces affections.

Un des effets physiologiques, produits par l'usage externe des eaux de la Porrette, est celui d'adoucir la peau, de la rendre plus souple et plus lisse. En un mot, elles sont un excellent cosmétique, propriété qu'elles ont en commun et peutêtre à un degré supérieur avec les Bains de Pise, célèbres sous ce rapport.

<h3 align="center">1ère OBSERVATION.</h3>

Paralysie incomplète des membres inférieurs, guérie par 28 bains de Marte et par l'usage à l'intérieur des eaux de la Porretta Vecchia et Leone, prises alternativement.

Deux hommes d'un âge mûr, d'une forte constitution, étaient affectés depuis long temps d'un tel degré de torpeur et de faiblesse des membres inférieurs, qu'ils ne marchaient qu'avec peine. L'inefficacité de tous les remèdes qu'ils avaient tentés, et la crainte de se voir menacés d'une paralysie complète, les décidèrent à se rendre à la Porrette. La seule cause à laquelle ils attribuaient leur maladie, était d'avoir été surpris par un vent froid, étant baignés de sueur. Ils éprouvaient des sensations vagues le long de l'épine dorsale, et un certain degré de difficulté dans les mouvements du tronc. D'après l'état des symptômes, il paraîtrait probable qu'il existait dans la moëlle épinière, ou dans ses enveloppes, une congestion ou un ralentissement de la circulation veineuse : cet état morbide étant un des résultats les plus fréquents d'une suppression de la transpiration. On leur prescrivit les bains du Marte, dont la température élevée était la plus propre à détruire la cause du mal en rétablissant les fonctions de la peau, et en produisant un afflux sanguin vers la superficie du corps. Ce résultat ne se fit pas attendre long-temps; car au fur et à mesure que les malades fesaient usage des bains du Marte, auxquels ils joignaient la boisson des eaux de la Porretta Vecchia et du Lion, prises alternativement suivant l'indication, des sueurs abondantes et salutaires ne tardèrent pas à se montrer, de telle sorte qu'au bout de vingt huit jours du traitement, ces malades se trouvèrent avoir tous deux recouvré presqu'entièrement la première vigueur de leurs membres, et étaient débarrassés de toute espèce d'incommodité du côté de la moëlle épinière.

2me **OBSERVATION**.

Ancienne paralysie des muscles du côté gauche de la face. — Douches des Donzelle. — Guérison.

Monsieur P.... F.... était affecté depuis long-temps de paralysie du côté gauche de la face, survenue à la suite d'une peur et de coups à la tête. Il avait, d'après le conseil des médecins les plus distingués de Bologne, fait mais en vain, l'essai de plusieurs médications énergiques, telles que le rhus radicans, la noix vomique, l'arnica, les vésicatoires, et enfin l'électricité. Les eaux de la Porrette, et surtout les douches des Donzelle, dirigées sur la partie malade et sur les principaux troncs nerveux qui se distribuent à la face, lui rendirent en grande partie l'usage des muscles de cette région, et rétablirent les traits du visage dans leur état normal, en sorte que ce malade partit des Bains fort content de son traitement, et avec l'intention d'y revenir l'année suivante pour compléter sa guérison.

3me **OBSERVATION**.

Hoquet opiniâtre, survenu à la suite d'une hémiplégie, guéri par les douches des Donzelle, l'eau du Lion prise en boisson, et le bain du Boeuf.

Monsieur E. . . . T. . . . d'un âge avancé, après s'être en partie guéri d'une hémiplégie, était tourmenté d'un hoquet qui durait sans interruption pendant six heures, ce qui avait lieu surtout après les repas. Ce symptôme était accompagné d'une constipation opiniâtre. Cet état, aussi bien le hoquet que la constipation, était dû, selon toute apparence, à un dérangement dans les fonctions du foie, car il y avait tuméfaction avec sensation de pesanteur dans la région de l'hypocondre du côté droit, et la conjonctive présentait la teinte ictérique. Après avoir fait usage pendant vingt cinq jours de l'eau du Lion à l'intérieur, du Bain du Boeuf N. III., et des douches à jet continu sur la région du foie et sur l'épigastre, le hoquet disparut entièrement, les fonctions du bas ventre se rétablirent, et la guérison fut permanente.

4me **OBSERVATION.**

Toux par suite d'un refroidissement suivi d'oppression avec douleur et sensation de pesanteur et de constriction à la région précordiale. Eaux du Lion et des Donzelle à l'intérieur. Douches des Donzelle à la région du cœur et aux points correspondants aux attaches du diaphragme. — Puis, Bains du Lion, et enfin guérison consolidée par l'emploi de quelques préparations ferrugineuses.

Mademoiselle *** vint aux bains de la Porrette fournie d'une relation détaillée de sa maladie, que lui avait remise son médecin le D.r Ubaldo Daveri. La malade était d'un tempérament lymphatique, et avait dans son enfance donné des signes d'une disposition scrofuleuse, qui s'était manifestée par de fréquentes éruptions cutanées de cette nature. Depuis un an, écrivait le docteur Daveri au docteur Paolini : Mad.lle *** est affectée d'une maladie particulière de l'appareil de la respiration et de la circulation, qui parait dûe à un désordre dans les fonctions vitales des nerfs qui président à la respiration. La maladie débuta par une toux nerveuse après avoir dansé, et s'être exposé dans un état de transpiration à l'air froid et humide de la nuit. Cette toux qu'on négligea pendant plusieurs mois, fut bientôt suivie et accompagnée de difficulté de respirer, et d'une sensation de pesanteur et de constriction dans les parois du thorax, qui obbligeait la malade à faire des inspirations longues et forcées. Pendant la nuit, elle était souvent assaillie à l'improviste d'accès d'asthme, lesquels quoique passagers, ne laissaient pas de lui causer une angoisse considérable.

C'était sans aucun résultat quelconque, que l'on avait eu recours pendant plusieurs mois aux saignées générales et locales, aux

vésicatoires, aux frictions stibiées sur la poitrine, à la jusquia-
me, à l'assafoetida, aux préparations martiales, antimoniales
ou avec le zinc, à la belladonne, au bismuth etc. etc. Bien que
l'autorité du docteur Daveri fût d'un grand poids auprès du
docteur Paolini, et que l'observation attentive de la malade,
soit pendant les accès, soit dans l'intervalle de ceux-ci, con-
duisit le médecin de la Porrette à adopter la même opinion
que celle de son collègue et à considérer l'affection comme de
nature purement nerveuse, ce ne fut pourtant qu'après un
examen très minutieux des symptômes, aidé de l'auscultation,
que le docteur Paolini acquit la conviction de l'absence chez
la malade, d'altérations organiques quelconques du coeur ou de
ses annexes, et qu'il se décida à lui conseiller les bains
de la Porrette. Car les conséquences les plus fâcheuses pouvant être le résultat de l'administration intempestive de ces
bains dans le cas où il y eût eu un principe d'affection organique, et rien n'étant plus propre en général à développer et à
augmenter les symptômes de la maladie, et même à placer, en
pareil cas, dans un danger imminent la vie du malade, que le bain
chaud ou le bain de vapeur. On commença par lui faire prendre
l'eau du Lion, afin de dissiper quelques symptômes de gastricisme
dont elle souffrait, et ensuite celle des Donzelle qui agit comme
lénitif en purgeant doucement et d'une manière uniforme. En
même temps elle fut soumise au douchage avec l'eau de cette
dernière source, que l'on commença avec beaucoup de précaution
et qui fut dirigée sur la région du coeur, puis le long de la
base du thorax dans les lieux correspondants aux insertions
du diaphragme. La malade éprouva, dès la première douche, et
même pendant son application, un mieux prononcé et tel qu'elle
n'en avait jamais ressenti auparavant, avec tous les remèdes
que l'on avait essayés. Ainsi, tant à cause des bons effets ob-

tenus par les douches des Donzelle que l'expérience a démon-
trées être d'une utilité incontestable dans les affections nerveuses, que vû l'absence de signes stéthoscopiques, le diagnostique
de la nature nerveuse de la maladie dans le cas dont il s'a-
git, devenait de plus en plus certain. On lui fit prendre alors
les bains du Lion, qui ont la propriété de modifier d'une manière
énergique les troubles fonctionnels nerveux, probablement à cause
des sels que cette eau contient, aussi bien que à cause de sa chaleur tempérée. Dès la première immersion, la malade loin d'é-
prouver une augmentation des symptômes, sentit disparaitre son
oppression et la pesanteur qu'elle éprouvait à la poitrine, il
lui semblait même pouvoir respirer avec la même facilité
qu'avant d'être malade. Cette amélioration continua à se manifester pendant les immersions qui suivirent, tellement que
peu à peu, le traitement thermal aidé de l'emploi de quelques
ferrugineux, fut, en définitive couronné d'un plein succès.

<h3 style="text-align:center">5me OBSERVATION.</h3>

  Epilepsie cataleptiforme, entretenue par un trouble des fonctions de
l'appareil gastro-hépatique. — Eau du Lion prise en boisson, et Bains
de Diane. — Guérison.

Un jeune homme de Minerbio, né de parents sains, était sujet
depuis quatre mois environ à des accès de convulsions epileptifor-
mes. Des fatigues excessives, des intempérances de divers genres.
une suspension brusque de la transpiration, qui avait occasionné
une secousse générale, et surtout une émotion violente suite
d'un accès de colère, telles étaient les circonstances que l'on
pouvait regarder comme cause déterminante de la maladie. On
avait eu recours aux déplétions sanguines. aux purgatifs, moyens qui avaient été suivis de bons effets; mais de tout ceux

qu'on avait mis en usage, celui qui avait surtout réussi à
amener quelque diminution dans l'intensité et la fréquence des
accès, avait été l'électuaire de Mead. Quoiqu'il en soit, lorsque
le malade arriva aux Bains, il était encore de temps à autre sujet à des attaques de catalepsie qui survenaient surtout pendant
la nuit, et qui étaient toujours précédés de l'aura epileptica
partant de l'un des pouces, tandis que dans les intervalles des
accès, les mouvements étaient incertains et accompagnés d'un
certain degré de tremblement; cet état se compliquait alors de
douleurs rhumatiques vagues et passagères. Il existait en outre
un trouble notable des fonctions de l'appareil gastro-hépatique.
Or, comme chez ce malade le système nerveux était doué d'une
sensibilité excessive, on était fondé à regarder le désordre fonctionnel des organes de la digestion, en vertu des rapports de
ceux-ci avec les centres nerveux, comme entretenant et occa-
sionnant les accès. L'ingestion presqu'exclusive de l'eau du Lion
et les Bains de Diane, produisirent des sueurs et des urines abondantes, qui rendirent au malade sa santé première; et celle-ci
continua à se maintenir, car ce jeune homme n'éprouva depuis lors que quelques sensations de fourmillement aux doigts
de la main, incommodité dont il espérait avec assez de fon-
dement se guérir, en ayant recours aux thermes Porrettaines
une seconde fois l'année suivante.

6me ET 7me **OBSERVATION.**

Rhumatisme articulaire chronique. — Porretta Vecchia à l'intérieur. — Immersions dans le bain Marte. — Guérison.

Un jeune homme habitué à faire de longues promenades, et
s'exposant souvent pendant ces courses, dans un état de trans-

piration, au froid et à l'humidité, avait été atteint quelques années auparavant d'arthrite aigue dont il avait guéri par des soins convenables, mais à la suite de laquelle il avait contracté une disposition à ressentir à la moindre cause, et surtout en été, des douleurs arthritiques qui l'obligeaient souvent à garder le lit. Il n'avait éprouvé qu'un soulagement médiocre des préparations antimoniales, du soufre, des boissons chaudes et diaphorétiques, des bains chauds et de vapeurs etc., et le plus léger changement de température, ou une cause quelconque qui s'opposait à l'action libre de la peau, suffisait pour amener une récidive. Mais ce que n'avaient pas fait les remèdes auxquels on avait eu recours, la boisson de l'eau de la Porretta Vecchia et le Bain Marie ne tardèrent pas à l'opérer. En effet, sous l'influence du traitement Thermal Porrettain, on vit bientôt se déclarer des sueurs abondantes, qui furent suivies de la disparition complète des douleurs rhumatismales, lesquelles ne reparurent point non plus l'hiver suivant.

Un militaire qui avait été transporté à la Porrette, perclus des membres et du corps par suite d'une affection du même genre, rendu à la santé grâce à l'efficacité des eaux de l'Établissement, et plein de reconnaissance pour le bien qu'elles lui avaient fait, jetant à terre ses béquilles, et saluant pour la dernière fois la Porretta Vecchia à laquelle il devait d'avoir vu un terme à ses cruelles souffrances, se mettait à genoux, et les yeux remplis de larmes, rendait grâces à haute voix à la Providence, pour le bienfait qu'elle avait accordé aux hommes, en leur fesant don de cette source miraculeuse.

8me **OBSERVATION.**

Deux cas de névralgie sciatique, guéris par 25 immersions dans les bains Marte et Reale, et l'usage à l'intérieur des eaux de la Porretta Vecchia et du Lion.

Les docteurs F.... M.... et G.... C.... jouissant tous deux d'une bonne constitution, et dans la vigueur de l'âge, souffraient depuis long-temps d'une névralgie sciatique produite dans l'origine par des alternatives de chaux et de froid, et bien que cette affection diminuât d'intensité chez ces malades par l'emploi des diaphorétiques, des bains chauds et d'autres remèdes appropriés, elle revenait avec plus d'intensité sous l'influence du changement des saisons et des vicissitudes atmosphériques, en produisant chez ces deux sujets, des douleurs poignantes dans la partie affectée. Après vingt cinq immersions dans le bain Reale pour le premier, et dans le Marte pour le second, conjointement à l'usage interne de l'eau de la Porretta Vecchia alternée suivant l'occasion avec celle du Lion, traitement qui amena des sueurs critiques et abondantes, ces malades se délivrèrent tous les deux de leurs douleurs, et cela sans qu'ils en aient jamais été inquiétés depuis.

9me **OBSERVATION.**

Inflammation aigue des amygdales et du fond de la gorge, s'étendant quelquefois à la muqueuse du larynx et rendant alors la voix rauque. La même affection revêtant plus tard une apparence érythemateuse, et donnant lieu, dans ce dernier cas, à la production d'une matière blan-

châtre concrète : ozène, occupant la cloison moyenne de la fosse nazale du côté gauche. — **Diathèze herpétique.** — Disparution de ces symptômes et rétablissement de la santé, sous l'influence des bains et de la boisson de la Porretta Vecchia.

Un homme d'un âge mûr, le sieur L. I. toscan, facteur de campagne, d'un tempérament sanguin, d'une forte constitution, avait toujours joui de la meilleure santé, lorsqu'il commença quelques années avant l'époque où il fut soumis à l'observation du D.r Paolini, à être sujet à des attaques d'inflammation aigue des amygdales et de l'arrière gorge, qui s'etendaient quelquefois jusqu'au larynx, de telle sorte qu'alors il était pris de toux, sa voix devenait rauque et la respiration un peu embarrassée. Bien que l'on eût employé des moyens antiphlogistiques convenables pour combattre cette angine qui était le plus souvent accompagnée de fièvre, on ne put jamais en obtenir la résolution complète, et deux ou trois fois elle se termina dans quelques points par la suppuration. Peu de temps après un herpes furfuracé se manifesta à la peau, à la suite d'une forte émotion. Non seulement l'attention la plus exacte de la part du malade, à s'astreindre à un régime convenable, et l'emploi de remèdes appropriés, ne produisirent aucune amélioration dans son état, mais encore il survint bientôt après un erythème qui avait envahi le voile du palais, le pharynx et le fond de la gorge, avec transudation d'une humeur concrète blanchâtre. En même temps apparut sur la membrane pituitaire de la fosse nasale du côté gauche, et occupant surtout la cloison moyenne de cette cavité, un ozène causé selon toute probabilité, ainsi que l'affection de la membrane muqueuse bucco-pharyngienne, par cet état morbide spécial de l'organisme, qui consiste dans la diathèze herpétique. Il y avait peu de temps à cette époque, que le malade avait eu à l'avant-bras, plusieurs furoncles accompagnés d'une inflammation assez forte, et de fièvre ; et à peine guéri de ceux-ci, il s'était présenté à peu de distance de la partie affectée, un anthrax bénin qui avait été dissipé en peu de jours par un traitement antiphlogistique local et général. Le médecin toscan, homme instruit qui soignait le malade, lui conseilla alors les eaux de la Porrette comme étant le remède le plus apte à combattre d'une manière victorieuse le reste d'affection de la muqueuse et du derme, vu leur action énergique et peut-être sans rivale, dans ces sortes de cas. Il n'y avait pas à douter que dans le cas dont il s'agissait, il n'existât une perversion spéciale de l'assimilation organique ou réparatrice, qui se traduisait au dehors par le genre de maladie auquel cet homme était sujet de temps à autre, malgré tous les remèdes employés pour la combattre depuis plusieurs années; de telle sorte que l'on ne pouvait se faire une idée satisfaisante du diagnostique de sa maladie, qu'en admettant un état vicié du sang intéressant l'organisme, et se manifestant d'une manière plus ou moins locale dans diverses parties du corps, qui douées d'un plus grand degré d'impressionabilité, passaient à un état de phlogose, sous l'influence de cette viciation des humeurs agissant comme cause prédisposante de l'inflammation. Il est en effet impossible de nier que l'inflammation n'ait eu sa part dans ces diverses manifestations d'une même affection, la chose étant trop évidente; seulement il ne faut pas, dit le docteur Paolini, attribuer uniquement à l'inflammation, une diversité d'états, dont celle-ci qui n'en est que l'un des résultats, ne rend pas seule suffisamment compte, et que pour expliquer, on est obligé d'attribuer à une condition morbide particulière des solides et des humeurs. En raisonnant de cette manière, on se trouvait amené naturellement à penser aux eaux de la Porrette. Le malade qui

fait le sujet de cette observation, après avoir fait usage pendant
un temps suffisant des Eaux de la Porretta Vecchia, tant à l'intérieur, que sous forme de bains, partit de l'établissement complètement guéri de cette double affection de la peau et de la
muqueuse.

10me OBSERVATION.

Symptômes douteux de phthisie pulmonaire. — Eau de la Puzzola en
boisson, et Bains de Diane. — Pneumonie aiguë, causée par une marche trop rapide au milieu d'une journée très chaude, de la Porrette à
l'Établissement de la Puzzola. — Rupture d'une vomique. — Mort.

Bien que l'eau de la Puzzola doive être considérée comme
très utile dans les affections catarrhales chroniques des voies aériennes, ainsi que le prouve l'histoire de plus d'un malade qui
dut à cette source le rétablissement de sa santé, et de ce
nombre on pourrait citer celle de l'illustre Galvani qui en
éprouva sur lui-même les vertus balsamiques, bien que, disons nous, ces faits témoignent de l'efficacité de cette source
dans ces cas, il n'est pas douteux que l'eau de la Puzzola
comme toute autre eau minérale quelconque, ne soit non seulement inutile, mais encore ne doive être entièrement proscrite
du traitement de la phthisie.

C'était donc à tort que l'on avait conseillé au malade qui
fait le sujet de l'observation que nous rapportons, l'usage des
eaux de la Porrette en général, ou de celle de la Puzzola en
particulier; — car bien qu'il ait paru la supporter et même
s'en bien trouver pendant le temps dont il en fit usage, la
rupture d'une caverne, durant les quatre jours de maladie
qui suffirent pour emporter le malade, devenait un indice cer-

tain de l'existence de tubercules dans d'autres parties du poumon. — Or dans ce cas le traitement par les eaux minérales était en pure perte.

M. *** doué des qualités du cœur et de l'esprit les plus éminentes, examiné attentivement ne présentait pas de signes manifestes de la phthisie. Les eaux de la Porrette lui furent conseillées par des médecins distingués. Ce malade après avoir marché très vite de son habitation à la ville de la Porrette, jusqu'à la Puzzola, pendant une journée très chaude du mois d'août, fut pris d'une pneumonie aigue, qui continua à augmenter malgré tous les moyens antiphlogistiques que l'on mis en usage pendent quatre jours pour la combattre, au bout desquels survint la rupture et l'épanchement dans la poitrine, d'une vomique qui emporta le malade. M. *** avait pris à l'intérieur l'eau de la Puzzola avec un avantage marqué; il avait fait en outre, quinze immersions dans le bain de Diane, non seulement sans ressentir la moindre incommodité du coté de la respiration, mais même en avait éprouvé un soulagement réel, comme le docteur Paolini lui même, ainsi que plusieurs autres personnes qui l'assistaient dans le bain, en avaient été temoins.

11ème **OBSERVATION**.

Obstruction du foie. — Constipation habituelle. — Augmentation des symptômes et de la douleur dans l'hypocondre droit, par l'usage intempestif de l'eau du Lion.

Un prêtre bolonais souffrait habituellement de constipation qui paraissait tenir à une obstruction du foie; condition morbide qui est liée le plus souvent à une tension des troncs veineux et hémorrhoidaux, la maladie paraissant entretenue dans ces cas, d'après les recherches pathologiques les plus récentes, par une inflammation subaiguë des rameaux de la veine porte, et dans le cas d'obstructions au foie, par celle de la veine porte hépathique. Le jour où ce malade se mit en route de Bologne pour se rendre a la Porrette, il éprouvait un malaise général avec douleur de tête, et d'après son rapport un certain degré de fièvre. Il souffrit beaucoup pendant le voyage, en sorte que, aux symptômes déjà existant s'ajoutèrent des douleurs d'une certaine intensité à la région du foie. Dès le lendemain matin de son arrivée à la Porrette, décidé à suivre ponctuellement les directions de son médecin, le malade se rendit à la source du Lion, où il but l'eau sans ménagement, et en augmenta même la dose les deux jours suivants. Les eaux ne passèrent qu'avec difficulté (comme le docteur Paolini l'avait déjà vu arriver dans un cas analogue), tant par les urines que par les selles, leur opération étant accompagnée de douleurs très vives. Les douleurs dans la région du foie s'augmentèrent, il y survint de la tension et une très grande sensibilité à la pression, la céphalalgie augmenta, et s'accompagna d'un mouvement fébrile prononcé. On fut obligé d'avoir recours aux saignées générales, qui dissipèrent l'inflammation à laquelle était dûe l'augmentation des souffrances du malade, évidemment produites dans ce cas par l'emploi inopportun de cette eau minérale.

12me OBSERVATION.

Dyspnée, dépôt abondant dans les urines d'une matière blanchâtre. — Ancienne névralgie sciatique. — Guérison de l'affection gravelleuse par l'usage interne de l'eau de la Porretta Vecchia.

Un monsieur d'un âge avancé, habitant la campagne, éprouvait depuis quelques années, surtout après quelqu'exercice

un peu violent ou avoir fait abus de vin, de la douleur et
de la difficulté en passant les urines, qui déposaient en grande
abondance une matière blanchâtre au fond du vase, ne pré-
sentant pas les caractères d'un simple depôt de mucus. Cependant il ne s'était jamais beaucoup préoccupé de cette circonstance, tourmenté qu'il était d'une sciatique fort douloureuse,
qui avait fini par l'amener à ne pouvoir marcher qu'avec la
plus grande difficulté. C'était pour cette sciatique qu'il était venu
aux Eaux de la Porrette, lorsque le docteur Paolini lui représenta que l'affection de la vessie devait être pour lui d'une
importance beaucoup plus grande, et qu'il fallait avant tout
chercher à combattre celle-ci qui pouvait devenir mortelle.
Après avoir pris l'eau du Lion les deux premiers jours, il le
fit passer à celle de la Porretta Vecchia qui produisit d'excellents effets dès le commencement, et fut continuée jusqu'à la
fin de la cure, laquelle dura vingt six jours. Il n'éprouva que
peu d'amélioration dans son affection névralgique, bien qu'il
fit un usage journalier du bain de Mars, car la maladie étant
déjà ancienne, il existait très probablement une lésion profonde du névrilême, désormais au dessus des ressources de l'art.
Mais il en fut autrement quant à l'affection gravelleuse, car
lorsqu'il partit des Thermes les urines ne présentaient plus
aucun sédiment, et leur passage s'effectuait sans douleur.

13me OBSERVATION.

Gravelle. — Guérison par l'usage interne de la Porretta Vecchia et les
bains del Bue.

Pierre Querze, âgé de 35 ans, était affecté de gravelle et sujet de temps à autre à des accès de colique néphrétique occa-

sionnés par des calculs urinaires de petites dimensions qui interceptaient les canaux urinaires; il n'avait éprouvé aucun soulagement des divers traitements auxquels il avait été soumis. On lui conseilla de se rendre à la Porrette, et il n'eut qu'à se louer de cet avis, car il en repartit guéri de sa maladie. Ce malade avait fait usage pendant vingt cinq jours de l'eau de la Porretta Vecchia prise en boisson, conjointement aux immersions dans l'eau del Buc; sous l'influence de ce traitement, les urines augmentèrent d'une manière notable, entraînant avec elles des graviers et des petits calculs d'une couleur cendrée, dont quelques uns furent analysés et que l'on trouva être composés de carbonates et de phosphates calcaires. Le printemps suivant, Querzè ne se ressentait nullement de son affection passée, se proposant toutefois de revenir à la Porrette pendant l'été, pour consolider sa guérison.

Cette observation est d'une grande valeur non seulement comme montrant l'efficacité des eaux Porrettaines, à débarasser l'organisme des concrétions calculeuses urinaires, mais encore, et ce qui est plus important, est une preuve de l'aptitude de celles-ci, à agir d'une manière spéciale sur les reins dont elle corrige les fonctions viciées, et sur le sang, dont elles paraissent modifier la condition organo-chimique, cause prochaine de la diathèze calculeuse. Ainsi il est naturel de présumer que leur mode d'action est le même dans la gravelle, dans les affections rhumatismales et dans la goutte: ces affections ayant la plus grande analogie entr'elles.

14me et 15me OBSERVATION.

Anthrax et furoncles volumineux occupant plusieurs régions du corps. — Ulcérations de la langue. — Diminution du volume de l'extrémité pelvienne affectée. — Moyens généraux mis en usage pour combattre la maladie, sans résultat. — Guérison par l'usage des Eaux du Lion et de la Porretta Vecchia prises intérieurement, et des immersions dans le Bain Marte. — Traitement répété pendant la saison suivante. Croûtes volumineuses à la face, de nature scorbutique, intéressant le tissu cellulaire sous-jacent. Bains du Bœuf et eau de la Porretta Vecchia à hautes doses. — Guérison obtenue au bout d'une seule saison.

Le professeur Don G. . . . B. . . . doué d'une forte constitution, d'un tempérament sanguin, avait joui, jusqu'à sa trente cinquième année, de la santé la plus florissante. S'étant rendu à Florence au commencement de 1833, pour y prendre la charge de précepteur chez une famille noble, il commença à ressentir un léger rhumatisme à l'épaule gauche, avec sensation de brulûre à la gorge, qui lui rendait la déglutition difficile, douleurs aux gencives et tuméfactions dans quelques points de celles-ci ; il se manifesta alors une quantité de petits furoncles aux fesses et aux cuisses qui le tourmentaient beaucoup, puis enfin un léger degré de fièvre, et un gonflement douloureux des hémorrhoïdes. Le professeur ne sachant à quoi attribuer son mal, tantôt soupçonnait les vins trop généreux de la table de son élève d'en être la cause, tantôt en accusait les variations atmosphériques, et entr'autres la rigueur de l'hiver de cette année là ; d'autres fois il s'en prennait au genre de vie sédentaire qu'il menait, et à l'absence de l'exercice qu'il avait eu la coutume de prendre jusqu'à lors. Une saignée pratiquée à temps, quelques doses de fleurs de soufre et d'hétiops minéral, et un régime convenable arrêtèrent pour quelque temps la marche de la maladie. Mais cette amélioration ne fut que passagère, car au bout de quelques jours, les symptômes ayant pris une nouvelle intensité, le malade fut de nouveau obligé de garder le lit. Trois anthrax, dont deux à la cuisse gauche, d'une nature bénigne et plusieurs autres qui apparurent dans diverses régions, prirent bientôt un certain degré de développement. L'application inopportune d'emplâtres de diachilon, augmenta l'inflammation de telle sorte, qu'une auréole violacée s'étant manifestée sur le pourtour des anthrax, faisait craindre la gangrène. Le diachylum enlevé, des pansements convenables ramenèrent les choses à leur premier état. Cependant les anthrax du côté gauche du corps parurent s'étendre et s'augmenter, en sorte que l'un de ceux-ci qui avait fait son apparition au niveau du grand trochanter, se porta avec rapidité jusqu'à l'aine correspondante et de là jusqu'au dos, en parcourant la région lombaire du même côté; tandis qu'inférieurement il s'étendit le long du fascia lata, et d'une portion du muscle vaste externe. La plaie de la cuisse droite avait commencé au niveau du tiers supérieur du couturier, et occupait une portion du vaste externe, présentant une forme demi ovale, de la grandeur de huit travers de doigts à peu près. En même temps, un certain nombre de petits ulcères qui se montrèrent à la langue, furent la cause de douleurs assez vives pour le malade et d'une certaine inquiétude pour les médecins. Le traitement consista à cette époque de la maladie, en déplétions sanguines, purgatifs, en un mot, en une médication déprimante, conjointement au traitement local des ulcères. Malgré ces soins, ceux-ci augmentèrent en surface, et le malade était épuisé par les souffrances. Les décoctions de salsepareille et de gayac, n'eurent d'autre résultat que de provoquer des sueurs abondantes. Deux mois s'étaient passés dans cet état de choses, lorsqu'un nouvel anthrax apparut à la jambe droite, de même nature que les premiers, et s'étendit en peu de temps de manière à recouvrir toute l'étendue de la jambe et du genou, en se gangrénant superficiellement, et fut un nouveau sujet d'inquiétude pour les médecins du malade. Cependant on réussit à arrêter les progrès de ce nouveau mal, bien qu'il ne fut pas possible d'obtenir la cicatrisation de la plaie. Les soins bien entendus des premiers médecins et chirurgiens de Florence, réussirent à amener une presque guérison des premiers ulcères. On lui conseilla alors d'essayer d'un changement d'air, et il revint à la fin du mois de mai, à Barbarolo son pays natal, situé à vingt milles de Bologne. Après deux mois de séjour à Barbarolo, il se rendit à Bologne, où il entra dans une maison de santé. Au bout de quelques jours, soit la fatigue du voyage, soit par quelqu'autre cause, la plaie du membre droit s'envenima, et devint plus profonde; le tibia était à découvert, et le malade était menacé de gangrène. Il passa six mois dans l'établissement de Bologne où on lui fit prendre l'écorce du Pérou, dans des alternatives de mieux passagères, et de récidives. Depuis la fin de décembre jusqu'au mois de juin, époque à laquelle il comptait se rendre à la Porrette, détermination qu'il avait prise de concert avec le médecin qui le soignait alors, le Prof. Venturoli, le mal avait empiré et il se trouvait en proie aux douleurs les plus insupportables. Enfin il arriva en juin à la Porrette, sans avoir été trop éprouvé par le voyage. Après quelques jours de repos, le malade commença sa cure minérale par la boisson de l'eau Léonine, dont l'action purgative fut déjà suivie de bons effets. Ensuite il passa à la Porretta Vecchia, suivant les directions du Dr. Pietro Benfenati alors médecin de l'Établissement. Une amélioration marquée des symptômes ne tarda pas à se faire sentir sous l'influence de ce traitement, les plaies diminuèrent d'étendue, la suppuration ne fut plus aussi abondante, les forces commencèrent à revenir, et en particulier celles des membres pelviens, et un bien-être général succéda aux souffrances passées. Après avoir fait soixante bains, sans avoir jamais suspendu l'usage interne de l'eau martiale, les progrès vers la guérison commencèrent à prendre une marche régulière. Le changement dans l'état du patient, devint bientôt un sujet de joie et d'étonnement pour celui-ci, comme d'une nouvelle preuve de l'efficacité prodigieuse de ces eaux pour ceux qui étaient témoins des résultats surprenants qu'elles venaient de produire dans le cas désespéré de ce malade. Enfin ce malheureux, qui avait été transporté à la Porrette comme une masse inerte se vit dans peu de temps revenir à l'existence, et pouvoir marcher avec des béquilles; puis ensuite à l'aide d'un bâton seulement. A la fin du mois d'août, il partit de la Porrette, le cœur plein de reconnaissance pour le bien qu'il s'y était fait, et bien décidé à y revenir l'été suivant consolider sa guérison. Dans l'intervalle, les seuls phénomènes de quelqu'importance qui se présentèrent à l'observation, furent la réouverture, dans quelques points, de la cicatrice et un certain degré d'atrophie du membre qui avait souffert. L'été suivant, c'est à dire celui de 1835, il revint aux Bains, où il fit vingt cinq immersions, et prit l'eau à l'intérieur comme la première fois, traitement qui suffit pour le rétablir entièrement. La cicatrice se consolida, et la jambe reprit à peu près son volume et sa force ordinaires. Depuis, ayant joui d'une santé excellente dont il venait d'être redevable à cette richesse naturelle du sol de sa patrie, notre professeur de Bologne continua pendant quelques années encore à se rendre aux Bains de la Porrette, où il se soumit de nouveau à l'influence salutaire de ses eaux, voulant en obtenir tout le bien qu'une expérience passée le mettait, pour ainsi dire, en droit d'en attendre.

Le malade qui fait le sujet de l'observation que nous avons encore à rapporter, ne fut pas moins heureux dans le résultat qu'il obtint de son traitement par les eaux Porrettaines. Ce dernier était un ecclésiastique, professeur distingué d'archéologie et de numismatique à Modène. Il était affecté |à la face de croûtes volumineuses de nature herpétique et scorbutique, qui intéressaient le tissu cellulaire sous-jacent à une certaine profondeur, sa maladie l'ayant mis dans un état vraiment digne de pitié. On lui fit prendre le bain del Buc, avec l'eau de la Porretta Vecchia intérieurement et à hautes doses. Ces moyens furent bientôt suivis de la chûte des croûtes, ainsi que de la cicatrisation des surfaces ulcérées. Ce traitement, répété plusieurs fois pendant les saisons qui suivirent, eut pour résultat de modifier l'état des fluides et des solides de telle manière que le malade revint à jouir de la santé la plus florissante.

Il est à remarquer que chez les deux malades, la tolérance de l'eau minérale à hautes doses était surtout manifeste dans le plus fort de la maladie, et que l'on fut obligé de diminuer la quantité de celle-là, en raison de la décroissance des symptômes et lorsque son action salutaire avait déjà diminué d'une manière plus ou moins notable l'état de dyscrasie chez les deux sujets; car alors elle était mal supportée par l'estomac, ou était suivie d'évacuations trop abondantes, ou bien elle ne passait que difficilement par les urines (18).

(18) J'ai pensé qu'il ne serait peut-être pas hors de propos de rapporter ici le contenu d'une lettre, que je reçus de mon Père l'année dernière aux Bains de Lucques. C'est une espèce de commentaire à la première des deux observations qu'on vient de lire.

Mon cher Robert

» Nous venons de perdre a Genève M. Turrettin Saladin, âgé de 62 » ans, qui jadis e été syndic de la Garde. C'était un citoyen utile, bon

16me **OBSERVATION**.

Lèpre squameuse congénitale, recouvrant tout le corps comme d'une écaille de poisson. — Insuccès.

Le professeur Medici de Bologne avait adressé au docteur Paolini, afin d'essayer ce que pourraient faire les eaux de la

» et dévoué à son pays. Il est fort regretté. Il meurt d'une maladie
» singulière, d'une multitude de furoncles qui ont dégénéré en anthrax
» gangréneux. Je n'ai point été appelé à le voir, et je crois que si
» je l'avais vu, je l'aurais sauvé. J'ai eu à soigner des anthrax char-
» bonneux de la plus fâcheuse nature. J'en ai vu de funestes dans les
» premières années de ma pratique, parce que je les traitais avec les
» cataplasmes antiseptiques, et avec des incisions larges et profondes,
» et un traitement interne analogue. Mais tout cela ne détruisait point
» le principe venimeux, qui de local finissait par être constitutionnel.
» Depuis plus de 20 ans que j'employe la potasse caustique de manière
» à brûler profondément la tumeur et à en faire une ulcère plat, je
» n'ai pas perdu un seul malade. La potasse caustique est de beaucoup
» préférable au fer rouge comme cautérisant. Elle semble avoir une
» affinité particulière pour ce principe morbide, elle le neutralise en-
» tièrement et anéantit son action délétère. Si je voulais te faire l'his-
» toire de cas graves, des malades qui avaient un pied dans la fosse et
» que j'en ai arrachés, il faudrait un long mémoire, et je ne me sens
» ni la force ni le courage de l'entreprendre; je ne te raconterai que
» le cas le plus simple. Tu te rappelles sans doute que nous avons eu
» à Genève un médecin fort instruit et d'une amabilité remarquable?
» C'était Aubert. Un jour il m'appelle; je le trouve étendu sur son
» sofa et hurlant des soupirs. Mon cher Maunoir coupez moi la jambe!
» je souffre de douleurs atroces; elles vont jusqu'à mon cœur! J'examine
» sa jambe et je trouve un anthrax gros comme un œuf, sur
» le gras de jambe. Vous me laissez carte blanche? lui dis-je;
» faites tout ce que vous voudrez. J'appliquai sur la tumeur un

Porrette dans ce cas, un enfant présentant une espèce particulière de lèpre qu'il avait apportée à sa naissance, et qui
recouvrait tout son corps comme d'écailles dures, ressemblant
à celles d'un poisson. Cet enfant, quoique né de parents sains
et robustes, avait cependant un oncle maternel qui était né
avec la même monstruosité. Il fut soumis pendant trois
étés consécutifs au traitement thermal qui se composa de
l'usage interne et externe des eaux de la Porrette, et de celui
des boues; mais il en résulta peu d'amélioration. Car bien que
chaque année à la fin de la saison il quittât les thermes Porrettaines avec la peau entièrement débarassée des squames, et
en apparence guéri, il ne se passait que peu de temps avant
que ces dernières ne fissent de nouveau leur apparition avec
à peu près la même intensité, un certain degré de rougeur de
la peau, ainsi que l'injection des veines sous-cutanées persistant
après chaque traitement, apparence morbide qui ne s'était

» emplâtre de sparadrap diachilon gommé percé au centre d'un large
» trou, sur ce trou je plaçai un morceau de potasse caustique gros
» comme une petite noix; par là dessus un autre sparadrap, puis un
» bandage roulé, de manière à exercer une compression suffisante. Je
» revins au bout de cinq quarts d'heure, et je trouvai Aubert sou-
» riant, me tendant la main, il me dit: mon cher ami, je regrette en
» vous remerciant de n'être pas un riche lord anglais, en vous serrant
» la main j'y mettrais un pesant rouleau de guinées, vous m'avez sorti
» d'affreux tourments pour me faire goûter les joies du paradis.

» La mort insolite de M. Turrettin, et la probabilité que les furon-
» cles doivent être fréquents en Italie, surtout avec ces chaleurs tor-
» ridiennes, m'ont engagé à t'écrire sur ce dernier sujet. »

Genève 5 Août 1846.

l'on affectionné père
MAUNOIR Prof.

jamais dissipée, même pour un espace de temps quelconque, sous l'influence de ce dernier, comme il en était arrivé pour les squames.

12me **OBSERVATION**.

Erythème chronique de la face. — Trouble fonctionnel de l'appareil gastro-hépatique. — Porretta Vecchia et eau du Lion à l'intérieur, alternativement. — Trente six immersions dans le Bain du Bœuf, en y tenant la tête sous l'eau, au moyen d'un appareil qui permettait au malade de respirer. — Guérison. Le malade avait précédemment fait usage, sans aucun résultat, d'autres eaux minérales.

Au commencement du mois d'août 1842, le Marquis S. A. M. de Gênes, capitaine des troupes de S. M. le Roi de Sardaigne, se rendait à la Porrette afin de se guérir d'un erythème chronique occupant toute la face, ayant déjà eu recours, mais en vain, à d'autres eaux minérales, et entr'autres à celle de l'un des établissements les plus accrédités de la Toscane. Il avait le visage d'un rouge luisant, enflé, et y éprouvait un sentiment de tension fort incommode. L'épiderme se détachait par intervalles sous forme de pellicules, et il semblait que le mal diminuât pour un certain temps d'intensité; mais bientôt le gonflement, la rougeur et la tension reparaissaient, en sorte que M. S. A. M. se trouvait de nouveau en proie aux mêmes souffrances. Il n'est pas improbable que l'action alternative du froid et des rayons du soleil, ou celle d'autres intempéries atmosphériques, ainsi que les excès de tous les genres auxquels sont souvent exposés les militaires, aient agi dans ce cas, comme autant de causes de la reproduction fréquente de la maladie. Il existait aussi des signes manifestes de dérangement du côté de l'appareil gastrohépatique. L'eau de la Porretta Vecchia, alternée avec celle du Lion, et trente six immersions dans le

Bain du Boeuf, où le malade tenait la tête plongée en respirant par le moyen d'un appareil disposé à cet effet, le guérirent complètement et sans qu'il soit survenu de récidive; car étant revenu aux Bains en 1843 avec sa famille, plus par reconnaissance que par motif de santé, le Marquis S. A. M. jouissait alors de la santé la plus florissante.

18me OBSERVATION.

Herpes rongeant, s'étendant de l'extrémité des doigts de la main, jusqu'à la partie moyenne de l'avant-bras. — Sensation de chaleur et de douleur à l'épigastre et à la région ombilicale. — Digestions difficiles et accompagnées de douleurs et d'un degré d'amaigrissement considérables. — Taches de nature herpétique à une époque antérieure. — Bains de la Porretta Vecchia et de la Puzzola. — Guérison obtenue au bout de la première saison, et consolidée par une seconde.

Madame R. A. C. de Pise, prés de toucher à son huitième lustre, fut transportée aux Bains de la Porrette dans le mois de Juillet 1843, se trouvant alors dans le plus déplorable état. De l'extrémité des doigts des deux mains, jusqu'au milieu des avant-bras, un herpes rongeant avait détruit si profondément les téguments, que les parties malades ne présentaient plus qu'une vaste plaie d'où suintait en abondance un pus fétide. La douleur à laquelle elle était en proie, ne lui laissait de repos ni le jour ni la nuit, quoiqu'elle s'en tint à des applications de simples pommades, et aux cataplasmes émollients. Mais ces souffrances n'en finissaient pas là, la muqueuse gastro-intestinale ainsi que le foie, semblaient être affectés d'un état morbide analogue à la maladie externe; car à un état de souffrance continuelle, caractérisé par une sensation de chaleur brûlante et de douleur aux régions épigastrique et ombilicale, venait s'ajouter une digestion difficile et douloureuse du peu d'aliments qui soutenaient la malade, de telle sorte que l'amaigrissement avait fait des progrès considérables. Quant aux antécédents de la malade, le médecin qui lui avait prodigué jusqu'alors des soins sans aucun résultat satisfaisant, rapportait qu'elle avait été sujette, dans son enfance, à une affection du système glandulaire accompagnée de troubles généraux de l'organisme, affection qui disparut cependant en partie à l'époque de la puberté ; que peu d'années après, la malade vit se manifester, dans plusieurs parties de son corps, des taches ayant l'apparence d'une affection herpétique, et qui avait fini par prendre dans les membres supérieurs le degré de violence auquel nous avons vu que la maladie était parvenue. Ce médecin ajoutait que ayant eu égard à la disposition scrofuleuse du sujet, outre les purgatifs doux et une médication adoucissante lorsqu'il y avait beaucoup d'irritation dans les organes internes, il avait mis en usage les remèdes reconnus comme les plus efficaces contre ces sortes de maladies. Mais tout avait été en pure perte, et la maladie prenait un aspect de plus en plus menaçant. Quelle espérance de succès restait-il donc pour la malade en ayant recours aux eaux de la Porrette, avec ce cortége de symptômes, cette diminution des forces, l'amaigrissement, la fièvre qui se manifestait chaque soir ? Cependant il fallait agir avec énergie, aussi bien qu'avec la plus grande prudence. On donna la préférence aux bains de la Porrette Vieille, comme possédant les propriétés les plus actives, en se réglant toutefois pour ce qui regardait la fréquence et la durée des immersions, sur la manière dont elles étaient supportées par la malade. Quant au traitement interne, après avoir administré pendant quelques jours la pulpe de tamarin, on essaya l'eau Léonine, dont on continua l'usage pendant dix jours environ, comme elle était suivie d'abondantes évacuations et que son opération ne produisait pas de coliques, puis ensuite elle prit celle de la Puzzola, qu'elle alterna avec la precédente. On opposa à la sensation de brûlure que produisirent pendant les premiers jours les bains de la Porretta Vecchia, des fomentations tièdes avec la décoction de mauve, puis avec l'eau de la Puzzola, que l'on continuait pendant une heure environ, après le bain.

Ce traitement fut couronné d'un plein succès; car après avoir fait trente bains, et pris l'eau à l'intérieur un nombre égal de fois dans l'espace de quarante jours, cette dame se guérit non seulement de l'affection herpétique ulcéreuse qui occuppait chez elle les mains et une portion des avant-bras, mais encore les fonctions digestives se rétablirent dans leur état normal, en sorte que lorsqu'elle partit des Bains, elle était si bien remise et avait acquis tellement d'embonpoint, qu'elle fesait l'étonnement de tous ceux qui l'avaient vue dans l'état déplorable où elle se trouvait à son arrivée. Cédant à l'avis qui lui en fut donné, Madame C. revint l'été suivant à la Porrette, afin de consolider sa guérison.

18me **OBSERVATION**.

Pustules, ou mieux, vésicules impétigineuses, occupant les extrémités inférieures et s'étendant depuis le haut des cuisses jusqu'à l'extrémité des orteils, distinctes les unes des autres ou agglomerées, et laissant après leur rupture des plaies ouvertes, d'où suintaient une humeur séro-purulente. Deux attaques d'érysipèle à la jambe gauche, et un abcès dans le voisinage du genou un an avant l'apparition des pustules. — Immersions dans le bain del Bue, et bains locaux avec l'eau de la Puzzola elevée au degré de température convenable. Et successivement l'eau du Lion, de la Puzzola et de la Porretta Vecchia à l'intérieur. — Guérison obtenue au bout d'un mois du traitement.

L'un des plus beaux génies dont s'honorent les arts en Italie, M. le Chevalier L. B.*** de Florence fut pris d'une maladie à la fois grave et douloureuse. M. L. B.***d'un tempérament bilieux sanguin, d'un âge avancé, avait souffert un an avant la maladie pour laquelle il était venu à la Porrette, de deux attaques d'érysipèle à la jambe gauche, et avait eu un abcès dans le voisinage de l'articulation tibio-fémorale ; les extrémités inférieures, depuis la partie supérieure des cuisses jusqu'à l'extrémité des orteils, se trouvaient envahies d'un impetigo de mauvaise nature, revêtant la forme de petites pustules ou mieux de vésicules, dont les unes étaient isolées, et d'autres agglomérées, et qui formaient en se rompant, des plaies ulcérées d'où suintait une humeur séro-purulente. Les deux membres étaient œdématiés et rendus difformes ; tandis que les vésicules en se reproduisant et en se desséchant alternativement, produisaient un prurit insupportable. Du reste, pas de désordres fonctionnels, si l'on en excepte un état à peu près habituel de gastricisme qui contribuait, suivant toute probabilité, à entretenir la dyscrasie d'où résultait l'affection cutanée. Il y avait dix mois que le mal faisait des progrès effrayants ; et ce corps habitué à une vie active, en était réduit à demeurer étendu comme une masse inerte dans le lit, ou tout au plus à rester immobile sur une chaise. Les remèdes tentés jusques-là, l'avaient été sans résultat aucun ; c'est ainsi que l'on avait successivemet essayé des bains soufrés ou avec l'eau simple, que l'on avait portés jusqu'au nombre de cinquante ; enfin pour procurer quelque soulagement au malade, on lui tenait les membres couverts de pommade de semences froides. C'est dans cet état que B.*** fut apporté au mois de juillet 1843 à la Porrette. Il dut suspendre incontinent toute espèce de médication topique, et entr'autres la pommade dont il faisait usage; l'immersion le matin dans le bain du Bœuf, et le soir un bain local des parties souffrantes avec l'eau de la Puzzola convenablement réchauffée, lui furent prescrits. Ce dernier eut pour résultat, comme cela arrive d'ordinaire dans ces cas, de calmer le prurit. Conjointement aux immersions, et pendant les premiers jours du traitement, il but l'eau du Lion, à laquelle on dut revenir plus tard selon les indications, puis l'eau de la Puzzola, et enfin celle de la Porretta Vecchia. Tel fut le traitement minéro-thermal auquel l'illustre malade fut soumis pendant son séjour à la Porrette, traitement qui ne dépassa pas un mois. Déjà après le quinzième bain, les habitants de la Porrette, à leurs grande joie et surprise, le virent se promener dans leurs rues. Depuis ce moment, B.*** reprit courage et fut mis tous les deux jours à l'usage d'un bain, matin et soir. Enfin il partit guéri et plein de reconnaissance, et n'eut à souffrir l'hiver suivant d'autres incommodités que celles que lui causa l'apparition d'un furoncle à l'une des malléoles et de quelques vésicules à une jambe, mais qui se dissipèrent en peu de temps. Ainsi il put de nouveau s'occuper de son art avec toute son activité accoutumée, et revint l'été suivant aux Thermes dans la meilleure disposition d'esprit, jouissant d'une santé qu'il n'avait pas connue depuis long temps, et demandant aux eaux de la Porrette la continuation des effets salutaires qu'il en avait déjà obtenus. Le cas du Chev. B.*** est une preuve, parmi tant d'autres, de la propriété que possèdent les eaux de la Porrette de renforcer la machine au lieu de l'affaiblir, ainsi que cela arrive avec les bains d'eau tiède ordinaires.

20me OBSERVATION.

Eczème chronique de nature scrofuleuse, occupant plusieurs régions du corps. Donzelle et Leone en boisson, alternativement. — Bains du Bœuf et douches de la Porretta Vecchia. — Guérison.

Au mois de Juillet 1844, une jeune personne de Bologne d'environ dix sept ans, se rendit aux Bains afin de se débarrasser d'un eczème opiniâtre qui fesait d'elle un objet repoussant, et qui indépendamment d'autres régions, occuppait le front, les oreilles, le cuir chevelu et toute la nuque. La malade était d'une constitution scrofuleuse qui s'était manifestée chez elle, dès son enfance, par des engorgements glandulaires dans différentes parties du corps, mais surtout par une disposition aux blépharites scrofuleuses. Il était arrivé qu'un an auparavant, des bains de vapeur lui ayant été conseillés pour ses yeux, la maladie dont nous avons parlé plus haut, se déclara immédiatement après qu'elle eût pris le premier bain. Sans parler du cortège de remèdes que l'on avait inutilement essayés, qu'il suffise de dire que, eu égard à la diathèze scrofuleuse du sujet, on lui prescrivit la boisson de l'eau des Donzelle avec celle du Lion, le bain du Bœuf, et enfin des douches avec l'eau de la Porretta Vecchia sur la tête, le matin; et le soir, l'application des boues. Ce traitement réussit à délivrer cette jeune fille d'une maladie qui était pour elle une source continuelle d'incommodité et lui causait la plus profonde mélancolie.

21me OBSERVATION.

Pustules à la surface du cuir chevelu et d'autres parties du corps, renfermant un pus jaunâtre, et se terminant par des croûtes ou des plaies ulcérées plus ou moins étendues. Bains de la Puzzola suivis de la cicatrisation des plaies. — L'année suivante, quelques pustules et des croûtes subsistant, apparition de zônes présentant les caractères de l'herpes furfuracé. Usage interne et externe de la Porretta Vecchia. Guérison. — Mentagre. Porretta Vecchia comme pour le cas précédent. Traitement suivi pendant trois saisons consécutives. — Guérison.

Les deux observations qui suivent, offrent des cas passablement singuliers d'altération du derme, contre lesquels il fallut diriger le traitement hydro-minéral pendant trois saisons consécutives, avant de réussir à en débarasser l'économie. La première regarde une jeune fille de Castel-vetro dans l'état de Modène, du nom de Louise R., qui dans l'espace de quelques années, avait eu plusieurs parties du corps et la tête envahies de pustules renfermant d'abord un pus jaunâtre, puis finissant par se rompre et se recouvrant peu à peu de croûtes ; tandis que d'autres laissaient après elles des plaies ouvertes plus ou moins étendues, occupant surtout les extrémités. La première année que cette jeune malade fit usage des eaux de la Porrette, on n'eut qu'à se louer de l'effet qu'elles produisirent et surtout de l'emploi des bains de la Puzzola qui amenèrent la cicatrisation complète des ulcères. Cependant il restait à guérir quelques pustules et des croûtes, et notamment celles qui occupaient le cuir chevelu. Lorsque la malade revint à la Porrette l'année suivante, outre ces dernières, des zônes présentant les caractères de l'herpes furfuracé, s'étaient ajoutés à la première maladie. Pendant deux saisons consécutives elle fit usage de l'eau de la Porretta Vecchia tant à l'intérieur qu'à l'extérieur, et au moyen de ce traitement, obtint une guérison complète de sa maladie.

La dernière observation a trait à un jeune noble Bolonais affecté de mentagre. Dans ce dernier cas l'eau de la Porretta Vecchia fut d'un grand secours, mais il fut nécessaire d'y avoir recours pendant trois années de suite.

Si l'on veut s'occuper maintenant, de rechercher en quoi consistent les changements que produisent dans l'économie les Eaux Porrettaines, et comment elles opèrent la guérison des maladies cutanées, il faut poser en principe qu'il est nécessaire pour que leur action soit produite, qu'elles entrent dans le torrent de la circulation et qu'elles s'y mêlent aux humeurs, et au sang en particulier. Mais quelles sont les modifications qu'elles font subir au sang lui-même? Quelles sont celles qu'elles entrainent après elles, dans les solides et dans les autres humeurs de notre corps? Voilà malheureusement ce que dans l'état actuel de la science, il est impossible de pouvoir expliquer. Mais s'il ne nous est pas donné de nous former une idée du *modus operandi* intime d'un agent thérapeutique quelconque, nous pouvons du moins en suivre les effets, observer les phénomènes sensibles qui résultent de son application à notre système. Ainsi, pour ce qui est des Eaux de la Porrette en particulier, un des effets qui se présentent les premiers à l'observation, est très fréquemment une exacerbation des symptômes; événement de bonne augure, et qui dénote que les efforts que fait la nature pour se délivrer du principe morbide, se trouvent aidés par la présence du fluide minéral. Dans les cas favorables, au bout de quelques jours de l'administration des eaux, pourvu qu'il ne s'agisse pas de maladies étendues à toute la superficie du corps (chose assez rare dans les exanthèmes de nature chronique), l'amélioration de la partie malade commence le plus souvent à la périphérie, d'où elle procède graduellement vers le centre, jusqu'à ce qu'il ne reste plus de traces de la maladie.

Parmi les crises que l'usage de ces Eaux provoque d'ordinaire, et qui accompagnent ou succèdent le plus habituellement la résolution des affections cutanées, il faut noter comme la plus fréquente, une sécrétion abondante des urines, puis une augmentation de la transpiration, et enfin quelquefois des diarrhées salutaires. Quelquefois on n'observe ces crises qu'un certain temps après la terminaison de la cure; car si l'on peut ajouter foi à ce que rapportent quelques uns des sujets qui en ont fait usage, ce ne serait qu'après 15 ou 30 jours qu'il serait survenu chez eux une augmentation des urines, et l'apparition des sueurs ayant l'odeur sulfureuse.

Ici le docteur Paolini fait les réflexions suivantes, auxquelles nous applaudissons. Qu'ensuite, dit il, si j'étais partisan d'une pathologie qui explique tout avec la plus grande facilité, et qui fut il y a peu de temps encore, en honneur parmi nous, ce serait alors sans beaucoup de peine que j'aurais bientôt établi sans réplique l'action thérapeutique des Eaux Porrettaines; car les maladies de la peau étant elles aussi, suivant la doctrine pysiologique, dans la grande majorité des cas, de nature inflammatoire, il en résulterait nécessairement que l'efficacité de ces eaux réside dans leur vertu contro-stimulante. Mais en faisant un pareil raisonnement je croirais commettre le nonsens le plus énorme, et qui équivaudrait à regarder les fièvres intermittentes par exemple, comme des affections inflammatoires et l'écorce du Pérou comme un contro-stimulant. D'où *je me crois fondé à considérer l'action des eaux de la Porrette dans les maladies de la peau, comme ayant quelque chose de spécifique*; et si après cela, on voulait quelque chose de plus explicite, on pourrait dire que ces eaux sont résolvantes, et que leur manière d'agir sur le système a quelque chose, à la fois de chimique et d'organique.

Reproduisons ici, en terminant, quelques préceptes du médecin de la Porrette, relatifs à l'hygiène des baigneurs.

Qu'on ne perde pas de vue, dit le Dr. Paolini, que si les eaux

de la Porrette sont utiles quand on en fait usage avec l'exactitude
et la méthode convenables; elles peuvent au contraire devenir
nuisibles, comme il en arrive de tous les remèdes doués de quelqu'énergie, lorsqu'on en fait abus, lorsqu'on les prend selon le caprice, ou qu'on en abandonne l'emploi trop tôt après
l'avoir commencé. Que les malades, avant de se rendre aux
Eaux, se fassent écrire une histoire succincte de leur maladie, et surtout qu'il n'y viennent pas sans le conseil de leur médecin. Qu'ils évitent, quelque soit leur tempérament ou la force
de leur constitution, de trop s'éloigner des règles qui leur auront été prescrites relativement aux immersions, ou à l'eau à
prendre en boisson. Il sera bon aussi, d'observer aux repas une
certaine méthode dans le choix et la quantité des aliments, du
vin etc.; de se protéger suffisamment contre les influences atmosphériques, de ne pas s'exposer au froid du soir, de se ga-
rer des alternatives de froid et de chaud, d'accorder au sommeil
un nombre d'heures suffisantes; enfin, d'éviter la fatigue et
tous les genres d'excès, si l'on veut ne pas avoir à se repentir
plus tard d'avoir favorisé le développement de maladies graves
et quelquefois dangereuses dont on accuse alors injustement
l'usage des eaux minérales, tandis que la véritable cause en est
souvent un caprice ou une imprudence.

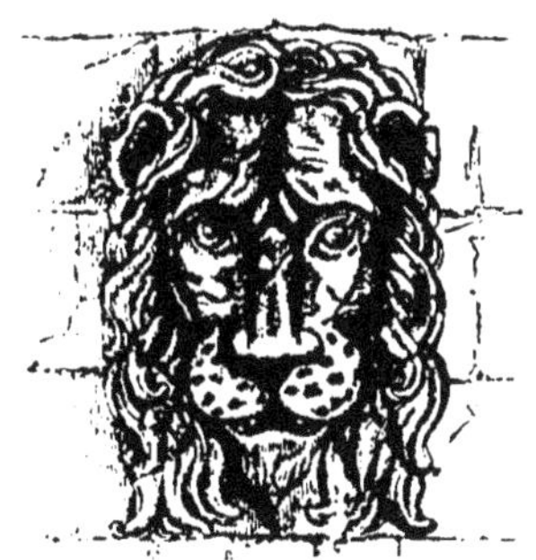

MONTE-CATINI.

MONTE-CATINI

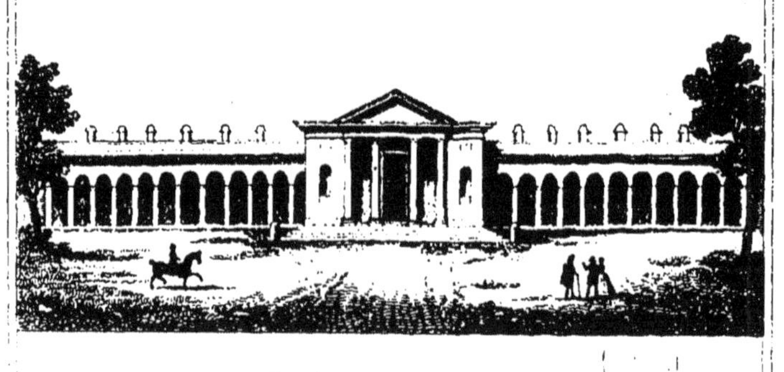

MONTE-CATINI.

Situation et Historique de Monte-Catini. — Analyse des Eaux Minérales de cet Établissement.

Torreggiano su questi colli pittureschi i Castelli di Serravalle quasi sulla strada di Monsummano a sinistra, e di Monte-Catini a destra; e portando l'occhio in gran distanza nel sottoposto piano e nella vallata, desso vien limitato a Ponente e Mezzogiorno dalle Colline Lucchesi e Pisane, tutto coperto di oliveti, ed aperto a Mezzodì e Levante ove il bell'Arno discorre, ed in cui si scaricano le arque tutte di questa amenissima valle.

G. BARZELLOTTI,
Bagni di Monte-Catini, pag. 4.

Les Eaux Minérales de Monte-Catini sourdent dans la vallée de la Nievole, l'une des contrées les plus fertiles et les mieux cultivées de la Toscane. Le terrain à peu près plat où se trouvent ces sources est assez stérile, ou ne produit que des plantes marines dont ces eaux, qui offrent dans leur composition une grande analogie avec l'eau de mer, favorisent la végétation. Cet espace de terrain qui a été désigné par Bicchierai par le nom de champ minéral, *campo minerale*, repose sur un tuf calcaire connu sous le nom de *travertino*, et peut avoir un mille carré, environ, d'étendue. Le nombre des sources employées aux usages de la médecine est assez restreint; il n'y en avait que quatre au temps de Barzelloti. Deux autres ont été découvertes dans ces dernières années, mais il n'y en a qu'une de celles-ci qui offre un abrit convenable à ceux qui s'y rendent, et qui soit disposée de manière à ne pas trop faire disparate avec ses ainées.

Connues dans leur ensemble sous le nom de *Bains de Monte-Catini*, ces Eaux furent ainsi appelées, du village ou bourg de ce nom, situé sur la crête d'une haute colline, à un mille au nord de l'Établissement. L'origine de ce nom, qui est aussi celui de la montagne sur le haut de laquelle est bâti Monte-Catini, où il décrit une courbe gracieuse et dont les maisons ont l'air d'immenses créneaux surmontant un mur cyclopéen, est regardée généralement comme étant dérivée de la forme ellyptique de cette montagne que l'on a fait ressembler à un bassin, en italien *bacino* ou *catino*, ce dernier mot ayant une couleur locale qui parait appartenir au Toscan. Cependant un historien florentin du 14ème siècle, Jean Villani, veut que Monte-Catini fût appelé autrefois *Monte-Catellino*, de ce que Catilina, en sortant de Rome serait venu y camper, et que ce fut là qu'il se rendit de Fiesole, peu de temps avant sa défaite par les Romains dans le camp de Picenum, aujourd'hui Pitecchio. Quoiqu'il en soit de cette origine, toujours est-il que Monte-Catini célèbre à une époque guerroyante, et dont les châteaux forts furent souvent un sujet de discorde entre les Républiques du moyen-âge, a fini par se voir éclipsé de nos jours par une notabilité plus en rapport avec le génie d'une civilisation amie du calme et du progrès.

L'espace de terrain où sont réunies les sources de Monte-Catini, ou *campagne minérale*, forme au sein de cette vallée un coup d'oeil agréable; tandis que la vallée de la Nievole elle-même, avec ses coteaux couverts de villas et de la plus riche végétation, n'est, pour ansi dire, qu'une suite de jardins délicieux. Tantôt c'est la vigne et l'olivier, tantôt ce sont de charmants bosquets qui séparent les unes des autres les différentes sources d'eaux minérales. Une avenue magnifique qui rappelle un peu les Cascines de Florence, plantée d'ormeaux et d'acacias, et ailleurs de beaux platanes, conduit aux Thermes de Léopold, au Bagno Regio et à l'Établissement du Tettuccio. Enfin, çà et là des courants d'eau descendent des coteaux voisins et emportent, pour les déverser dans un marais éloigné, l'excédent des eaux minérales qui viennent y aboutir par des canaux souterrains.

Au commencement de l'avenue de Monte-Catini, entre celle-ci et la grande route de Florence à Lucques, se trouve le quartier habité pendant la saison des bains, et qui est composé de fort belles villas dont l'une est le Palais ou Casino royal qu'occupe le Grand Duc de Toscane, durant les quinze jours que S. A. R. vient ordinairement passer aux Eaux pendant l'été (19).

(19) Voici, entr'autres, les noms de quelques maisons: *Case* Calugi, Gilbert, Cerchi, Berti, la Palazzina, Locanda Maggiore etc. etc., table d'hôte à cette dernière, de Valiani, que l'on dit excellente; prix 28 crazie (2 francs). Personne, que je sache, n'a encore essayé d'aller vivre à Monte-Catini Alto. Cependant c'est là une position délicieuse; l'air y est vif et pur, et on y jouit de points de vue enchanteurs. Il suffirait que deux ou trois familles donnassent l'exemple, pour que tout le monde y courût. M. Cerchi, l'un des propriétaires les plus considérables du lieu, m'assure que l'on y trouverait facilement des logements propres et commodes. A en juger par la maison de ce Monsieur, il y aurait peu de chose à faire pour rendre Monte-Catini un endroit très habitable. Ce à quoi la commune aura, du reste, grandement

Les édifices thermaux de Monte-Catini construits avec luxe, au nombre desquels l'Établissement monumental que l'on voit au centre de l'avenue rappelle le nom du bienfaiteur de la Toscane, de Pierre Léopold, datent de la fin du siècle dernier, et furent élevés sur les plans de l'architecte Paoletti.

Les Thermes de Léopold ont 144 brasses, mesure toscane, de longueur sur 32 de largeur, ou 80 mètres sur 18. Cet Établissement contient un nombre considérable de baignoires, de douches, d'étuves, en un mot, tout ce qui peut être nécessaire aux baigneurs. La salle d'entrée qui s'ouvre sur le péristyle, forme la séparation entre le bain des hommes et celui des femmes. Quatre salons meublés avec un certain luxe communiquent avec le vestibule, ayant chacun un cabinet contigu dans lequel on voit un grand bain en marbre blanc. Deux de ces bains sont ovales, et deux de forme octogone. Cinq autres salles, de droite et de gauche du vestibule, conduisent, sur chacun de ces côtés, à neuf autres bains; cinq de ceux-ci, qui sont de la grandeur d'une baignoire ordinaire, se trouvent dans deux cabinets attenant aux deux premières salles; un sixième, qui correspond à la troisième salle, est de forme ovale et peut contenir plusieurs personnes à la fois. Le septième cabinet qui s'ouvre sur la quatrième salle, contient, du côté des femmes, deux baignoires, et de celui des hommes une seule à grandes dimensions, et de forme pentagonale. Dans chacun des bains que nous avons énumérés, on peut à volonté convertir en douches les jets en bronze qui s'y déversent, au moyen d'un tube d'allonge. Les deux dernières salles qui sont situées à chacune des extré-

---

contribué pour sa part quand elle aura réparé son chemin vicinal, et que la finance pourra venir des bains visiter ce qui reste des vingt-cinq tours et des sept portes de Monte-Catini, sans risquer les jambes de ses chevaux ou les ressorts de ses drowskis.

mités de l'édifice, contiennent chacune un grand récipient ou piscine circulaire, et sont destinées aux personnes qui reçoivent des secours médicaux à l'hospice des Thermes. Cet hôpital est sous la direction du médecin résident.

S'étendant suivant sa longueur, et situées dans la partie postérieure de l'édifice où elles occupent un plan inférieur aux salles que nous avons décrites, sont deux galeries d'un accès commode et facile, où l'on trouve toutes les sortes de douches dont on peut avoir besoin, des étuves sèches etc. etc.... Ces deux galeries souterraines séparées l'une de l'autre, comme le reste de l'établissement pour la distinction des sexes, sont divisées en deux parties comme la division précédente, et offrent un certain nombre de douches.

Les sources des Thermes de Léopold étant fort abondantes, les douches comme les bains se trouvent toujours alimentées d'une quantité d'eau suffisante pour les besoins de l'établissement, quelque soit d'ailleurs le nombre de ceux qui désirent en faire usage. Les douches sont disposées de maniere à produire une grande force de jet, ou le contraire, suivant les cas. L'excédant des eaux se déverse par des canaux dans le lit d'un petit torrent, dit Salsero.

A droite et à gauche, à l'extrémité de la grande cour de forme oblongue qui occupe toute la partie postérieure de cet édifice, sont deux corps de bâtiments contenant les chaudières dont l'eau, provenant de la source elle même, sert au chauffage de celle qui est destinée aux baigneurs. Ce fut le Professeur Barzellotti, qui, à l'époque où il était médecin de Monte-Catini, insista auprès de l'administration de ces Thermes pour le chauffage des eaux ; car bien que la plupart des sources qui alimentent le cratère des Thermes Léopoldines n'aient pas moins de 27° R., et que quelques unes, au dire de Bicchierai,

soient même d'une chaleur insupportable, le vaste réservoir dans
lequel elles viennent toutes se réunir étant à découvert et offrant par conséquent une grande surface à l'évaporation, il en
résulte que la masse entière du liquide tend incessamment à
se mettre en équilibre avec la température extérieure. Le chauffage artificiel que le baigneur règle lui même à volonté au moyen des robinets qui s'ouvrent dans les baignoires, n'altère pas
sensiblement les propriétés physiques ou chimiques de cette
eau minérale en la portant à trois ou quatre degrés au dessus de sa température naturelle, surtout comme celle-ci ne
contient que peu ou point de substances gazéiformes.

Le réservoir, ou cratère des Thermes de Léopold, est situé
dans la cour de l'établissement, et fait face à la partie postérieure de ce dernier. Il est construit du plus beau travertin
dont de grands blocs massifs forment un mur circulaire de
20 a 25 mètres de diamètre (40 braccia fiorentine) (20), et haut
de 4 ou 5. Ce mur qui n'a, dans la portion qui s'élève au dessus de l'eau, que la moitié de son épaisseur totale, laisse ainsi
en dedans un rebord ou parapet peu elevé au dessus du niveau de l'eau, qui offre une largeur suffisante pour que l'on
puisse y marcher commodément, et faire ainsi le tour du cratère. La profondeur de ce dernier est d'un mètre ¾ (braccia 2 ½),
et l'eau s'y élève à peu près jusqu'au premier rebord du mur
lorsqu'il est alimenté par toutes les sources. On voit des bulles
d'air partir et se succéder incessamment du fond de l'eau pour
se rendre à la surface, aux points correspondants à l'entrée
des sources au fond du bassin; ces bulles gazeuses se composent principalement d'azote, d'acide carbonique et d'une légère
proportion d'oxygène. Cette masse d'eau est recouverte d'une

(20) Bahzellotti, *Bagni Termali e Minerali di Monte-Catini*, Pisa 1823.

écume salée, qui nage à sa surface ; celle-ci provient de l'*ulva labyrinthiformis*, plante sur laquelle se dépose dans le fond du cratère un limon qui se trouve soulevé vers la surface de l'eau par le passage des bulles aériennes avec une certaine quantité de boue minérale chargée d'insectes. Du reste, cette eau n'est pas d'une transparence ou d'une limpidité parfaites, elle est au contraire un peu trouble. Lorsqu'on s'approche du cratère on sent une odeur désagréable, que l'on prendrait d'abord pour celle du foie de soufre, mais que l'on reconnaît ensuite comme ayant plus de rapport avec l'émanation des vapeurs d'eaux marines bourbeuses. C'est au moyen de deux conduits que ce réservoir communique avec l'intérieur de l'établissement.

A trois ou quatre cents pas des Thermes de Léopold, on trouve le Bagno Regio qui est situé sur une éminence de l'autre côté du Salsero, que ce torrent sépare aussi de l'avenue. Cette élévation de terrain est formée par les couches du *travertino* qui constitue la base du *campo minerale*, et c'est dans les couches de ces tufs calcaires eux mêmes, qu'est creusé le cratère qui sert de réservoir aux sources du Bagno Regio. Ce réservoir, de forme quadrilatère, a un mètre de profondeur, 12 de longueur et 3 de largeur, et se trouve situé dans l'intérieur de l'établissement. Le fond et les parois en sont incrustés de tartre à surface mamelonnée, recouvert d'une ocre jaune noirâtre. L'eau contenue dans ce cratère, et qui du reste est assez limpide, se recouvre d'une pellicule terreuse qui présente une surface iridée lorsqu'elle est éclairée par le soleil. Il en émane une légère odeur qui ressemble à celle du safran. L'*asellus vulgaris*, insecte aquatique qui y a fait élection de domicile, et s'y est multiplié à l'infini, était devenu un hôte fort incommode pour les baigneurs ; mais cet insecte restant toujours de préférence dans le voisinage des sources, cette circonstance a fait que l'on a pu obvier aux inconvénients qui résultaient de son voisinage, en faisant passer l'eau dans des baignoires placées à une certaine distance du réservoir. Aussi, actuellement cette piscine sert-elle uniquement à alimenter les bains et les douches que l'on a construits dans l'intérieur de l'établissement. On voit s'élever incessamment du fond de ce cratère, comme dans celui des Thermes, des bulles d'air qui viennent crever la pellicule qui se trouve à la surface. La température du Bagno Regio qui est de $20°$ ½ R. (77 Fahr. 25,25 cent.), est la plus basse de toutes les sources de Monte-Catini. Sa saveur est un peu amère, comme on le verra plus tard lorsqu'il sera fait mention des propriétés physiques et chimiques de ces eaux.

L'établissement du Bain Royal ne le cède point en solidité ou en élégance aux autres édifices thermaux de Monte-Catini. Le plan qui représente sa coupe horizontale, est un parallélogramme occupé au centre par la piscine ou cratère, dont la forme correspond à celui du précédent, et qui est situé en plein air. Cet établissement, dans lequel on trouve huit baignoires, une piscine et un certain nombre de douches, sert aussi d'hôpital pour les malades indigents du pays, ou tels autres qui viennent à Monte-Catini pendant la saison pour y faire un traitement. Les cabinets de bains, ainsi que les salles de douches se trouvent sur le plan incliné qui occupe l'intervalle compris entre l'établissement et le Salsero, et reçoivent ainsi l'eau du cratère en abondance, tandis que l'excédent se déverse dans la piscine des chevaux située près de là, sur le bord de l'avenue.

L'espace compris entre le Bagno Regio et les Thermes, est occupé par un vaste jardin d'agrément qui fait suite à l'avenue. Les établissements thermaux que nous venons d'énumérer, avec les beaux édifices qui servent d'enceinte au réservoir de l'eau du Tettuccio, s'élèvent tout à l'entour de ce jardin. Le Tettuccio se compose de deux corps de bâtiments parallèles, qui laissent entr'eux un espace vide, ou cour, ayant la forme d'un carré long, et fermée à chaqu'extrémité par un mur en plein ceintre.

A droite en entrant se trouve le cratère ou réservoir, où viennent se rendre les sources, dont la réunion forme l'eau du Tettuccio. Celle-ci sort du cratère par un jet continu d'un demi pouce ou à peu près de diamètre et vient tomber dans un encaissement en marbre de forme sémi-circulaire. Huit ou dix cabinets, construits depuis quelques années seulement, et situés dans l'enceinte de cet établissement, reçoivent l'eau d'une autre source, dite Cipollo, dont la composition est à peu de chose près la même que celle du Tettuccio.

Le cratère, dont la forme est un rond parfait, et dont le mur d'enceinte s'élève au dessus du sol à hauteur d'appui, est d'un diamètre à peu près égal à celui des Thermes de Léopold et a 2 mètres de profondeur. Le fond en est formé d'une terre arénacée, d'apparence plombée. L'eau du Tettuccio se recouvre fréquemment d'une pellicule très mince, que les bulles d'air qui partent du fond, viennent crever en s'élevant à la surface. La transparence de cette eau n'est pas parfaite; elle est sans odeur et d'une saveur légèrement amère. A l'autre extrémité de la cour, est un petit jardin, où les buveurs du Tettuccio prennent le mouvement qu'il convient pour faciliter son action purgative. Une toile tendue à dix ou douze pieds de hauteur d'un bout à l'autre de cette vaste cour ou atrium, sert à abriter cette enceinte de l'ardeur du soleil. Et n'était cette tente préservatrice, les buveurs du Tettuccio qui viennent le matin

pendant l'été fréquenter cette source, ne s'exposeraient peut-
être pas sans inconvénient aux chaleurs alors par fois assez
fortes, de ce moment de la journée à Monte-Catini. C'est à cette
espèce de pavillon ou tenture, *Tettuccio* diminutif de *tetto*,
toit, que cette source doit son nom. *La terza pure abbondante è*
l'acqua del Tettuccio, così comunemente e da gran tempo ap-
pellata per un tetto o padiglione che la copriva. (Barzellotti,
op. cit., pag. 12). Cette cour avec son jardin, a 102 brasses
toscanes, ou 60 mètres de longueur, sur 42 brasses, ou 25
mètres de largeur; en sorte que le cratère qui occupe
les trois quarts à peu près de sa largeur, doit avoir par
conséquent de 18 à 20 mètres, ou 60 pieds de diamètre.

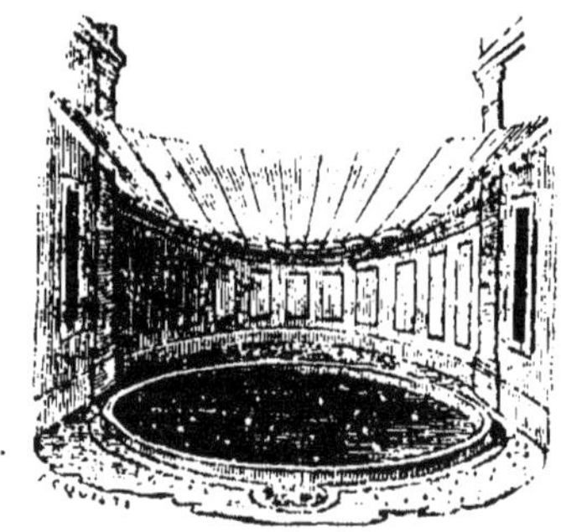

Les salles du rez de chaussée de celui des deux corps de bâtiment qui se trouve du côté de l'avenue, sert d'entrepôt à
l'eau du Tettuccio destinée au commerce. Celle-ci est mise
dans de grands flacons recouverts de paille tressée, *fiaschi*, et
s'expédie ainsi dans toutes les villes de l'Italie. Le second bâtiment qui forme la partie postérieure de l'établissement, est
occupé par les cabinets de bains dont nous avons parlé, ap-
partenant au Tettuccio, et ont aussi leur chaudière.

La quatrième source est celle du Rinfresco ou Eau de Médicis. Elle est située au pied du coteau *delle Panteraje*, à peu de distance des établissements précédents. Son portique, que l'on voit de loin à l'extrémité d'un chemin bordé de vignes, forme une perspective qui a quelque chose d'un peu théâtral. Cet édifice, construit avec beaucoup de goût, est remarquable aussi par l'arrangement de ses chambres de bains, qui sont disposées sur un plan circulaire à l'entour du cratère. Outre ces chambres, il y a encore un grand bain quarré, et un autre plus petit. Au centre de la cour se trouve un cratère hexagone, qui est plus petit que ceux des autres établissements. Les sources du Rinfresco sourdent du fond de ce cratère, dans lequel on voit des cailloux de toutes les teintes reposant sur un terrain argileux calcaire veiné de jaune et de rouge. Çà et là, on voit aussi des pierres d'une certaine grosseur, enfoncées et disposées dans le sol de diverses manières. Des bulles d'air s'élevant incessament du milieu de ces cailloux, traversent cette masse d'eau qui est parfaitement limpide. L'eau du Rinfresco n'émet pas d'odeur ; on ne voit, à sa surface ou dans le fond de son réservoir, aucun depôt de matière glaireuse. Sa température est de 22° R. (82 Fahr. 27,50 cent.)

A moitié chemin à peu près, entre le Tettuccio et le Bain de Medicis, on trouve à gauche un nouvel établissement, dit *della Torretta*, ainsi appelé d'une petite tour qui forme l'un des principaux ornements du jardin où cette source fut découverte il n' y a que peu d'années. L'eau de la Torretta sourde au travers de massifs de travertino, dans l'épaisseur desquels on a creusé une grotte ou réservoir.

L'eau *delle Tamerici*, ainsi appelée des buissons du *tamarix gallica* qui croissent dans les terrains d'alentour, et connue pendant long-temps avant d'avoir été employée sous ce nom qu'elle conserve encore aujourd'hui, sort comme la précédente de couches de travertino auxquelles sont superposés des dépôts d'argile plastique, qui sont recouverts eux mêmes d'une terre argileuse calcaire et en partie sablonneuse, et se trouve située non loin des Thermes de Léopold du coté du couchant. Cette source, ainsi que la Torretta, sont des propriétés particulières

Les eaux de la Torretta et du Tamerici sont parfaite-met transparentes et sans odeur; la première a une saveur d'eau salée très marquée, tandis que la seconde offre celle-ci à un degré moins prononcé, mais affecte le palais plus forte-ment que les eaux du Tettuccio et du Rinfresco.

Qu'il nous suffise de dire en nommant la source *del Papo*, que celle-ci se déverse directement dans le fossé du Salsero par des conduits souterrains que l'administration a fait construire afin d'empêcher les fraudes qui avaient lieu dans le commerce, où l'eau du Papo était quelquefois substituée à celle du Tet-tuccio, et de mettre un terme au trafic de contrebande qui se faisait avec le sel qu'on en retirait.

Le *campo minerale* est parcouru dans toute son étendue par des veines d'eau plus ou moins chargée de substances miné-rales, et occupe une surface d'un mille carré, qui est com-prise du nord au midi entre la base des hauteurs de Monte-Catini et la grande route, et du levant au couchant entre le fossé de Monte-Catini et une ligne partant du Bain de Médicis et aboutissant à la villa Bravieri. Outre les tufs calcaires, *travertino*, dont nous avons parlé, on y trouve encore une terre stérile arénacée, plus ou moins compacte, composée presqu'entièrement de silice, et liée par une argile rougeâtre mêlée de carbonates de chaux et de fer, que le professeur Giuli, dans son traité sur les eaux de Monte-Catini (21), décrit sous le nom de tufs.

La vallée de la Nievole, ainsi que presque toutes les vallées ou enfoncements formés par les derniers échelons de cette portion des Appennins, se rapproche par sa configuration d'un triangle dont le sommet correspond au village de Prunetta, près duquel du côté du levant, le Reno, et du couchant la Pescia prennent leurs sources. Là, les montagnes se divisent en deux branches tortueuses, qui s'élèvent et s'abaissent successivement à mesure qu'elles s'avancent dans la vallée, servant de réservoir aux courants d'eau qui traversent cette dernière en différents sens.

A peu près au centre de la vallée qu'elles dominent du côté du nord, sont les hauteurs ou *Poggi* de Monte-Catini et de Marliana. Tandis que les branches principales qui forment les côtés du triangle, sont au levant, la chaîne des monts de Serravalle, Monsummano, Monte-Vettolini et Cecina, montagnes qui séparent le Val de Nievole du Val d'Ombrone Pistoiais; puis au midi, le Lac de Fucecchio dans le voisinage de l'Arno, qui forme la base principale du triangle; et enfin au couchant, les monts qui séparent cette vallée de l'état de Lucques; ces derniers continuant à descendre dans la direction du sud-ouest, viennent aboutir aux montagnes qui s'élèvent aux environs de Pise. La Nievole qui donne son nom à la vallée, prend sa source entre les monts de Serravalle et de Monte-Catini.

La Pescia et la Nievole portent leurs eaux au marais ou lac

(21) Istoria naturale delle Acque Minerali di Monte-Catini, Firenze, 1855, p. 12.

de Fucecchio, où elles les déversent aux extrémités opposées
du lac, entrainant dans leur cours celles de plusieurs torrents
qui leur sont tributaires. Le lac de Fucecchio sort par un canal
appelé Usciana, qui est situé au sud-est de Monte-Catini.

Les monts qui constituent les parties latérales, comme ceux
du centre de la vallée, sont formés dans leurs portions supérieures de *macigno*, et plus bas de calcaire compacte de
teintes variées, dans lequel il n'est pas rare de rencontrer
du sulfure de fer. C'est sur les hauteurs de Monte-Catini que
l'on remarque surtout le *macigno*; tandisque le mont de Maone
situé à l'ouest de celles-là, est formé principalement de roches
calcaires qui se montrent de nouveau à la base du haut coteau
de Monte-Catini. Le grès et le calcaire, alternant l'un avec
l'autre et avec des couches de schiste calcaire et argileux, forment ainsi la charpente de ces monts. Ces couches schisteuses
sont facilement attaquables à l'action de l'air, et se réduisent
alors en une terre végétale.

La colline dite delle Panteraje, qui forme au couchant la
limite du campo minerale et au pied de laquelle sourdent les
eaux de la source de Médicis, est en grande partie composée
d'argile nuancée de teintes diverses.

Toutes les sources minérales de Monte-Catini sont à peu près
identiques dans leur composition, et, si l'on en excepte le
carbonate de fer qui se trouve dans quelques unes d'entr'elles
à l'exclusion des autres, ne diffèrent que par la quantité de
leurs substances salines. Le sel marin y domine, elles contiennent aussi des sulfates de magnésie et de soude, ainsi que le
carbonate de le première base. Presque toutes font leur apparition à la surface d'un terrain paludéen.

En comparant les tableaux des analyses les plus récentes des eaux de Monte-Catini dans lesquelles le Prof. Giuli a, dans ces dernières années, découvert l'iode et le brôme, on voit que ces eaux sont toutes composées des mêmes éléments, et ne diffèrent entr'elles que par la proportion et la quantité de ces substances, en sorte que l'on peut les classer suivant un ordre numérique formé par une échelle descendante en tête de laquelle se trouvent les Thermes de Léopold; vient ensuite l'eau de la Torretta, puis le Tamerici, après celle-ci l'eau du Bagno Regio, puis le Tettuccio, et enfin la source du Rinfresco ou de Médicis. Les eaux de Monte-Catini offrent une grande rassemblance avec celles de Cheltnham. Leur composition a aussi les plus grand rapports avec l'eau de mer, dont elles ne diffèrent que par la proportion beaucoup moindre de leurs sels. De l'analyse qui fut faite en 1833 par le Prof. Giuli, sur 100 onces d'eau de la Méditerranée prise à un mille en dehors du port de Livourne, il résulte que celle-ci contient *neuf fois* autant de substances salines que l'eau du Tettuccio, et *trois fois* autant que l'eau des Thermes de Léopold.

En réunissant les sommes des ingrédients minéraux de chacune de ces différentes sources, on obtient l'échelle suivante, avec l'eau de mer comme point de comparaison.

Dans 1 livre (12 onces) d'eau on trouve :

Eau de mer . . . . » 394 Grains

Thermes de Léopold . . . . » 144 »

Torretta . . . . » 108 »

Tamerici . . . . » 81 »

Bagno Regio . . . . » 89 »

Tettuccio . . . . » 48 »

Source de Médicis . . . . » 25 »

EAU DE MER.

Dans 100 onces d'eau :

			dans 1000 parties
Chlorhydrate de soude. . . . . . Grains		2068	35,90277
—————— de magnésie.	»	536 ⅓	9,31133
—————— de chaux.	»	93 ¼	1,61718
Bromhydrate de magnésie.	»	9	0,15625
Sulfate de magnésie.	»	565	9,80902
——— de chaux	»	28	0,48611
Som. Tot. Grains		3299 ⁷⁄₁₂	57,28266

THERMES DE LÉOPOLD.

Température Naturelle 25° R. (89 Fahr. 31,25 cent.)

Dans 100 onces d'eau :

Gaz acide carbonique . . . . Pouces Cubes		8, 43
— oxygène.	»	1, 20
— azote	»	2, 41
Total, Pouces Cubes		12, 04

		dans 1000 parties
Iodhydrate de potasse. : . . . . Grains	6	0,10416
Chlorhydrate de soude . . . . »	1060	18,40278
——————— de chaux . . . . »	32	0,55555
——————— de magnésie . : . . . . »	25	0,43073
Sulfate de soude . . . . . . : . . . »	16	0,27604
——————— de magnésie . . : ! . . . . . »	32	0,55555
——————— de chaux . : . . . . . . »	16	0,27604
Carbonate de chaux . . . . . . : »	20	0,34722
——————— de magnésie . . . . . . »	2	0,03472
——————— de fer . . . . »	» ½	0,00833
Silice . . . . »	1 ½	0,02504
Som. Tot. Grains	1211	21,01616

BAGNO REGIO.

Temp. 20° ½ R. (77 Fahr. 25,25 cent.)

Dans 100 onces d'eau:

Gaz acide carbonique. . . . . P. C.	4, 82
— Oxygène. . . . . »	0, 92
— Azote . . . . »	3, 72
Total, P. C.	9, 46

				dans 1000 parties
Iodhydrate de potasse. . . . . . . Grains			4	0,06944
Chlorhydrate de soude . . . . »			590	10,24305
———— de chaux . . . . »			25	0,43409
———— de magnésie . . . . »			16	0,27604
Sulfate de magnésie . . . . »			16	0,27604
——— de soude . . . . »			10	0,17359
——— de chaux . . . . »			20	0,34722
Carbonate de chaux . . . . »			43	0,74652
———— de magnésie . . . . »			17	0,29513
———— de fer . . . . »			1	0,01735
Som. Tot. Grains			742	12,87847

TETTUCCIO.

Temp. 22° R. (82 Fahr. 27,50 cent.)

Dans 100 onces d'eau:

Gaz acide carbonique. . . . . P. C.	5, 06
— oxygène . . . . »	0, 72
— azote . . . . »	1, 44
Total, P. C.	7, 22

			dans 1000 parties
Iodhydrate de potasse . . . . . Grains		1 ¼	0,02170
Chlorhydrate de soude. . . . . »		316	5,48611
———— de chaux . . . . »		16	0,27604
———— de magnésie . . . . . . »		12	0,20833
Sulfate de magnésie . . . . »		20	0,34722
——— de soude . . . . »		4	0,06944
——— de chaux . . . . »		21	0,36457
Carbonate de chaux . . . . »		14	0,24303
———— de magnésie . . . . . . »		1	0,01735
Som. Tot. Grains		405 ¼	7,03379

RINFRESCO OU SOURCE DE MÉDICIS.

Temp. 22° R. (82 Fahr. 27,50 cent.)

Dans 100 onces d'eau :

Gaz acide carbonique . . . . P. C.	2, 89
— oxygène . . . . »	1, 38
— azote . . . . »	1, 38
Total, P. C.	5, 65

				dans 1000 parties
Chlorhydrate de soude	Grains	138		2,39583
—————— de chaux	»	16		0,27604
—————— de magnésie	»	8		0,13888
Sulfate de soude	»	5		0,08680
——— de magnésie	»	16	½	0,28437
——— de chaux	»	16	¹/₂	0,28437
Carbonate de chaux	»	10	½	0,18192
————— de magnésie	»	1	½	0,02604
Som. Tot.	Grains	212		3,67425

TORRETTA.

Dans 100 onces d'eau :

Gaz acide carbonique	P. C.	0, 60
— oxygène	»	0, 06
— Azote	»	0, 14
	Total. P. C.	0, 80

				dans 1000 parties
Bromhydrate de magnésie. . . . Grains	» $^1/_3$	0,00578
Chlorhydrate de potasse	»	760	13,19444
————— de chaux	»	50	0,86805
————— de magnésie	»	20	0,34722
Sulfate de chaux	»	12 $^2/_3$	0,21954
———— de magnésie.	»	25 $^1/_3$	0,43985
———— de soude	»	14	0,23261
Carbonate de chaux	»	22	0,38194
Som. Tot. Grains	904 $^1/_3$	15,68943

TAMERICI (22).

Dans 1000 volumes d'eau :

Gaz acide carbonique . . . . P. C. 41, 303

(22) Relazione ed analisi chimica dell' acqua proveniente dalla polla delle Tamerici a Monte-Catini, del professore Antonio Targioni-Tozzetti ; Firenze, 1843.

Dans 1000 parties d'eau :

Chlorhydrate de soude [1]	10,91146
————— de chaux	0,10872
————— de magnésie	0,13216
Sulfate de magnésie	0,37240
——— de chaux . . . . . :	1,02539
Carbonate de chaux	0,32552
———— de magnésie	0,13021
Matière pseudo-organique . . . . . : . . .	0,00977
Silice	0,00520
Eau pure	986,97917

Total,   1000,00000

ANALYSES DE L'EAU DE LA MÉDITERRANÉE ET DES SOURCES
DE MONTE-CATINI, D'APRÈS D'AUTRES AUTEURS.

EAU DE LA MÉDITERRANÉE.

D'après l'analyse de LAURENS (London and Edinb. Philosoph. Magazine t. 15, p. 51, July 1839).

Dans 1000 parties d'eau :

Chlorure sodique	27,22
———— potassique	0,01
———— magnésien	6,14
Sulfate de magnésie	7,02
———— calcique	0,15
Carbonates calcique et magnésien	0,20
Iode, traces	0,00
Eau	959,26

Total,   1000,00

EAU DE LA MÉDITERRANÉE.

D'après l'analyse de CALAMAI (Ricerche Chimiche sull'acqua del mar Tirreno e dell'Adriatico, del P. LUIGI CALAMAI, prodotte alla Società Medico-Fisica Fiorentina nel 24 Gennajo 1847).

Dans 1000 parties d'eau :

Chlorure sodique	26,1908
———— potassique	1,1111
———— magnésien	3,0260
Sulfate calcique	0,8940
———— magnésien	3,0900
Iode, traces	0,0000

34, 3119

Eau	965,6881

Total,   1000, 0000

Suivant Calamai, l'iode se trouverait dans l'eau de la mer Méditerranée sous la forme de *iodure potassique*, et entrerait dans sa composition pour une partie sur 12,191,949 d'eau. Il y a trouvé aussi quelques traces de chaux à l'état de carbonate.

THERMES DE LÉOPOLD.

Analyses de feu le Professeur Barzellotti, faites en 1823, et reproduites par le Professeur A. Targioni-Tozzetti (Corso di Materia Medica 1848) avec la numération décimale.

Dans 1000 parties d'eau:

Chlorure calcique	0,8015
———— magnésien	0,4340
———— de fer	0,0144
———— sodique	18,0844
Sulfate magnésien	0,5205
———— sodique	0,2893
———— calcique	1,7215
Carbonate calcique	0,5786
———— magnésien	0,2892
———— de fer	0,0288
	————
	22,7622

	Transport,	22,7622
Alumine		0,1446
Silice		0,1446
Iode, traces et perte		0,0847
		23,1361
Eau		976,8639
	Total,	1000,0000

BAGNO REGIO.

Dans 1000 parties d'eau:

Chlorure calcique		0,4340
———— magnésien		0,2893
———— sodique		8,6804
Sulfate magnésien		0,2893
——— sodique		0,2025
——— calcique		0,8145
Carbonate calcique		0,2528
———— magnésien		0,2893
———— de fer		0,0144
Alumine		0,1446
Iode, probablement des traces, et perte		0,4525
		11,8636
Eau		988,1364
	Total,	1000,0000

TETTUCCIO.

Dans 1000 parties d'eau:

Chlorure calcique	0,2893
—————— magnésien	0,1446
————— sodique	3,4975
Sulfate magnésien	0,2893
———— sodique	0,1446
———— calcique	0,5786
Carbonate calcique	0,0101
————— magnésien	0,0434
	4,9974
Eau	995,0026
Total,	1000,0000

RINFRESCO OU SOURCE DE MÉDICIS.

Dans 1000 parties d'eau:

Chlorure sodique	2,6765
——— —— magnésien	0,1446
————— calcique	0,3255
Sulfate magnésien	0,2892
——— sodique	0,1229
——— calcique	0,2892
	3,8479

Transport,	3,8479
Carbonate calcique	0,1490
———— magnésien. . . . . :	0,0434
Alumine	0,0014
Silice	0,0014
Iode, traces.	0,0000
	4,0431
Eau.	995,9569
Total,	1000,0000

TORRETTA.

Dans 1000 parties d'eau:

Chlorure sodique	13,1944
———— calcique	0,8637
———— magnésien	0,4036
———— de fer	0,0057
Carbonate calcique	0,3789
———— magnésien	0,0118
———— de fer	0,0010
Sulfate calcique	0,2184
———— magnésien	0,4369
———— sodique	0,2387
Silice	0,0202
Alumine, ⎱ traces . . . . Iode, ⎰	0,0000
	15,7733
Eau.	984,2267
Total,	1000,0000

ACQUA MARTINELLI DI MONTE-CATINI (25).

Si nous n'avons pas parlé encore de cette source, c'est qu'elle n'est venue à notre connaissance que très dernièrement. Nous avons goûté l'eau Martinelli chez l'un des propriétaires à Monte-Catini Alto, M. le Chev. Broccardi Schelmi, et elle nous a paru ressembler beaucoup à celle du Tettuccio; elle a seulement une saveur un peu plus salée, et doit avoir par conséquent des propriétés purgatives plus actives.

La source Martinelli, dont les différentes veines furent recueillies et rassemblées dans un cratère de forme octogone, sourde, comme ses congénères de Monte-Catini, dans les environs du Tettuccio, du terrain tertiaire qui constitue le *campo minerale* de Bicchierai.

Cette eau est claire et transparente, incolore, d'une saveur salée qui n'est nullement désagréable, et sans odeur quelconque. Lorsqu'elle est récemment recueillie, elle présente quelques bulles gazeuses, composées d'un mélange d'acide carbonique et d'air atmosphérique. Ces gaz se trouvent aussi dissous dans cette eau en petite quantité, mais n'influent que peu ou point sur ses propriétés thérapeutiques. Sa température est celle de l'eau de source ordinaire, et par conséquent elle ne doit pas être classée parmi les eaux thermales. Sa pesanteur spécifique est de 1.0073.

La composition de cette eau est la même que celles du Tet-

<hr>

(25) Ainsi que la Torretta et le Tamerici, la source Martinelli est un domaine privé tout-à-fait indépendant de l'Établissement.

tuccio et du Rinfresco dont elle ne diffère que par la proportion un peu plus forte de ses substances minéralisantes, et peut
être employée en médecine dans les mêmes cas que celles-là.
L'eau Martinelli ne s'altère point non plus par le transport, et
se trouve aussi dans le commerce.

La source Martinelli était moins chargée de substances salines lorsque, il y a cinq ans, le Prof. Cozzi en fit l'analyse; et
cela probablement à cause de l'insuffisance des constructions à
cette époque. Depuis lors, source et dépendances ont été convenablement restaurées. L'analyse que nous en donnons ici, est
publiée aujourd'hui pour la première fois, et a été faite tout
récemment (Mai, 1848) par M. le Professeur Targioni-Tozzetti,
qui a bien voulu nous en faire part.

SOURCE MARTINELLI.

Dans 1000 parties d'eau:

Chlorure sodique	8,3020
———— magnésien	0,2915
Sulfate sodique	0,4861
———— calcique	0,8931
———— de magnésie	0,3641
Carbonate calcique	0,0176
———— magnésien	0,4104
Silice	0,0020
Matière extractive	0,6243
	11,3911
Eau	988,6089
Total,	1000,0000

On s'est demandé souvent si le séjour de Monte-Catini n'offrait pas des inconvénients quant au climat, situé qu'est cet Établissement, dont le nom a quelque chose de paradoxal, dans une plaine où il se trouve à peu de distance de deux étangs, l'un à l'est et l'autre à l'ouest. Pour répondre d'une manière satisfaisante à cette question, nous pensons ne pouvoir mieux faire que de rapporter ici ce que dit à ce sujet un célèbre professeur de Pise, feu le Dr Jacques Barzellotti, dans son Traité sur les Eaux de Monte-Catini. Le Professeur Barzellotti, qui fut à même de bien observer le climat de Monte-Catini pendant les longues années durant lesquelles il eut la présidence médicale de ces Thermes, croit pouvoir dissiper tous les doutes que l'on pourrait avoir sur leur salubrité. Quelques mots, dit-il, suffiront pour éloigner toute espèce de crainte à cet égard. Ainsi le premier soupçon tombera naturellement sur le terrain parcouru par les sources minérales ou *campo minerale*, à quoi il répond que ces eaux ont un libre écoulement, et vont toutes se réunir au moyen de canaux souterrains dans le Salsero, ou dans un autre courant qui aboutit à ce dernier, et dont la pente est suffisante pour les entraîner loin de l'Établissement et se déverser avec elles dans l'étang de Fucecchio. En un mot, ces eaux minérales ne sont à l'état de repos que dans leur cratère et dans l'intérieur des établissements; de telle sorte qu'il est impossible qu'elle puissent produire d'effets nuisibles en se mêlant à l'atmosphère.

Quoique l'on puisse redouter avec plus de raison le voisinage des marais de Fucecchio et de Bientina qui se trouvent l'un à trois milles et l'autre à sept, à l'est et au sud-ouest des Thermes, et bien que l'on ne puisse nier que ces lacs ou marais en se retirant pendant l'été ne laissent après eux des eaux stagnantes, cependant il y existe toujours des courants qui neutralisent en quelque sorte la production de ces émanations marécageuses; ensuite, si dans les lieux où elles cessent d'être courantes, il peut se faire un commencement de décomposition, et qu'il doive alors s'en suivre des émanations dangereuses, cette atmosphère viciée est trop éloignée des bains de Monte-Catini pour que ceux-ci puissent en être infectés. Une autre raison doit éloigner plus sûrement toute crainte de malaria, c'est que ces marais sont en grande partie recouverts de plantes aquatiques qui y croissent en abondance, ainsi que d'arbrisseaux, et que tout autour s'élèvent des peupliers, des platanes et d'autres grands arbres qui forment ainsi une barrière aux émanations paludéennes; en sorte que l'on peut dire que le remède se trouve à côté du mal. De plus, au-delà des marécages, et entre ceux-ci et les habitations de Monte-Catini, commence une végétation vigoureuse, qui vient s'opposer à la transmission des miasmes, lorsque ces derniers viendraient à dépasser la barrière que leur opposent les arbres qui bordent ces étangs. D'ailleurs cette vallée est couverte d'habitations, et sa population n'offre aucun des signes que l'on remarque ordinairement dans les pays de malaria.

Ensuite les vents du midi ne peuvent apporter ces miasmes dans le voisinage de Monte-Catini, car ceux-ci ne s'élèvent pas à une très grande hauteur. Ainsi il faudra pour que ces émanations soient entraînées par les vents, qu'elles traversent le rideau d'arbres qui entourent ces marais, et alors elles se trouveront déjà, par le fait même de ce tamisage, tellement modifiées, que s'il en arrive des traces à Monte-Catini, celles-ci atténuées, aussi bien que mélangées avec les couches d'air pur qu'elles auront dû traverser avant d'y parvenir, seront dès lors sans danger pour les personnes qui s'y trouvent; encore faudrait-il que les vents du midi et de l'est fussent fréquents à

Monte-Catini, ce qui est loin d'être le cas d'après les observations de Barzellotti. D'après les observations qu'il a pu faire tant sur les habitants du pays, que sur ceux qui se rendaient aux Bains, ce savant médecin a trouvé que si quelques cas isolés de fièvre paludéenne se sont rencontrés çà et là, ils arrivaient de préférence chez les premiers que chez les derniers; que lorsque quelqu'un des baigneurs se trouvait pris de fièvre (circonstance infiniment rare), c'est que celui-ci était resté trop tard dehors le soir, ou s'était exposé à l'air froid pendant la nuit ou de trop grand matin. A l'appui de ces considérations, Barzellotti parle d'expériences eudyométriques qu'il fit de concert avec le professeur Tommi de Sienne ; mais comme aujourd'hui les expériences de ce genre n'ont qu'une valeur problématique dans la science, nous ne nous y arrêterons pas davantage. En somme, ce praticien distingué concluait à l'innocuité du climat de Monte-Catini sous le rapport des miasmes paludéens.

Les vents du nord-ouest, qui dominent dans la vallée pendant les mois de Juillet et d'Août, en emportent les vapeurs qui s'y forment quelquefois, et contribuent à tempérer la chaleur ordinairement assez forte pendant ces deux mois à Monte-Catini, comme dans tout le reste de la Toscane.

Mais si les Thermes de Monte-Catini jouissent aujourd'hui d'un climat sain, il n'en a pas toujours été ainsi. Il fut un temps où toute cette belle vallée n'était qu'un vaste hôpital dans lequel se mouvait une gent chétive et maladive.

La République Florentine, mal conseillée, avait ordonné le barrage des marais de Fucecchio afin d'en amener le débordement, et de transformer ainsi les plaines environnantes en un vaste étang à poissons. Cet acte d'une souveraineté égoïste, exécuté en 1450, entraîna la ruine et le dépérissement d'une suite de générations. Ce fut en vain que ces malheureuses populations réclamèrent auprès de la République, leurs instances souvent renouvelées, restèrent aussi souvent sans réponse. En 1553, ces Thermes eurent encore à souffrir de la vengeance exercée sur la commune de Monte-Catini par Côme de Médicis qui en fit démolir les forts et les châteaux; car cet ordre suivi avec trop de rigueur, occasiona la ruine d'une portion des édifices thermaux qui étaient déjà à cette époque assez anciens. Le docteur Bicchierai, dans son histoire des Bains de Monte-Catini (Florence, 1783), rapporte entr'autres choses à ce sujet, que bien qu'une lettre eût été, en 1561, adressée par les Neuf Conservateurs de l'État de Florence à la commune de Monte-Catini afin que celle-ci informât de quelle manière on pourrait se procurer l'argent qu'il fallait pour réparer les Bains, il ne parait pas qu'il fût autrement donné suite à cette affaire puisque, à peine quelques années s'étaient écoulées depuis que cette demande avait été faite aux habitants, ceux-ci, dans une supplique qu'ils adressaient à la République afin d'être exemptés de payer les taxes pour les fortifications de Monte-Carlo, mandaient que leur pauvreté ne leur permettait pas de rebâtir et de réparer les Bains du dit lieu. Cette supplique, à laquelle il fut répondu par un simple vu et reçu, fut suivie dix ans après d'une nouvelle requête dans laquelle on représentait que les Thermes de Monte-Catini se trouvaient réduites à un état déplorable par l'effet des guerres et d'autres malheurs, et qu'il fallait au moins mille ducats pour les réparer. Que dans cet état de choses, la commune de Monte-Catini priait S. E. Sérénissime de vouloir bien accepter le don de ces Thermes qu'elle désirait lui faire, en renouvelant ses instances pour la conservation de certaines exemptions en faveur des habitants; à cela on fit répondre que l'on prendrait une décision, pourvu que la corporation des Apothicaires veuille s'occuper de cette affaire.

Cependant le fils de Côme, François I de Médicis, parut mieux disposé que son prédécesseur à accueillir les justes réclamations des habitants de Monte-Catini, car il accepta l'offre du domaine des Thermes que ceux-ci en faisaient de nouveau à l'État, en faisant savoir à la commune qu'il goûtait cette offre généreuse, et qu'il verrait à les faire réparer. Mais ces promesses qui venaient de rendre quelqu'espoir aux populations du Val de Nievole, surtout lorsque celles-ci virent que l'on s'occupait de l'abaissement des écluses de l'étang de Fucecchio, furent bientôt déçues; car le barrage au Ponte alle Calle tel qu'il avait existé jusque là, ne tarda pas à être rétabli, et les eaux de l'étang, dont le libre écoulement rencontrait de nouveau l'obstacle accoutumé, vinrent une seconde fois envahir les campagnes avoisinantes, et ramener le malaria avec son cortège de maladies. Deux siècles se passèrent sans que l'on songeât à porter remède à un état de choses aussi triste. Ainsi ce fut en vain qu'en 1470 la commune de Monte-Catini réclama auprès des Conseils de la République; ainsi la cession des Thermes, qu'elle fit plus tard au grand Duc François I, resta sans résultat. Enfin, du temps de Côme III, ces Bains se trouvaient dans un tel état d'abandon, qu'il s'affermaient pour une somme qui ne dépassait pas quatre vingt piastres par an.

Mais c'était à un Prince dont le souvenir se retrouve aujourd'hui partout en Toscane, à Pierre Léopold ancêtre de la maison régnante actuelle, qu'il était réservé de faire justice aux plaintes de ces populations, et de porter remède à un mal qui intéressait l'existence d'un établissement public d'une si grande importance. Leopold I, en sacrifiant à l'utilité publique ses intérêts privés, et renonçant généreusement aux revenus considérables que sa maison retirait de la ferme des étangs, décréta la mise en œuvre de tous les moyens nécessaires quelque dispendieux qu'ils fussent pour détruire la cause de l'infection, et rendre le pays à la culture. Ce fut alors, que l'on vit bientôt succéder comme par magie et dans le court espace de huit ans, à la misère et à la maladie qui avaient si long-temps pesé sur ces contrées, une population vigoureuse et des habitations saines; que l'on vit surgir partout des villas, des palais, des hôtels, et enfin l'Établissement Thermal actuel avec ses jardins et ses promenades, qui, pour l'élégance et le grandiose de ses édifices autant que pour la distribution bien entendue de ses diverses parties, est non seulement sans rival dans le reste de l'Italie, mais encore peut aller de pair avec ce qu'il y a de mieux dans ce genre en Europe.

Quand on se rend de Lucques aux Thermes de Monte-Catini, on voit sur la gauche avant d'arriver à Pescia, une villa bâtie dans ce style noble et guindé d'une autre temps, dont les jardins et les palais sont échelonnés symétriquement sur le penchant d'un coteau couvert d'oliviers et de chataigniers, et qui a nom Collodi. Puis à peine est-on entré dans cette belle et riche vallée de la Nievole, que l'on trouve Pescia avec son air provincial et ses filatures de soie, enfouie au sein d'une campagne exubérante, parsemée de cascines et de riantes maisonnettes aux murs tapissés de pampres, toutes choses qui vous disent, avec une éloquence pleine de charme, que vous êtes chez un peuple industrieux et né sous un beau ciel. Plus loin, on découvre le bourg de Buggiano avec son château bâti sur le haut d'une colline du même nom, puis la villa de Bella Vista et Massa

Cozzile, puis enfin les hauteurs contournées de Monte-Catini surmontées, comme d'une couronne, de leur bourg aërien.

Il n'est pas rare de rencontrer, chemin faisant, sur ces routes qui sont unies comme une rue de Londres et variées comme les bords du Lac Majeur, quelques uns de ces types de la Toscane, au teint rose bronzé ou d'un blanc mat, aux cheveux d'ébène et aux yeux d'un noir velouté taillés en amande, qui vous reportent en Orient.

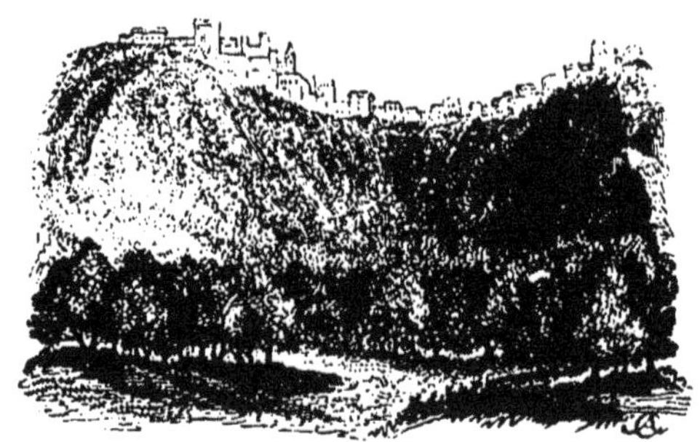

MONTE-CATINI ALTO
VU DES THERMES DE LÉOPOLD

Du côté de Pistoie et à quelques milles des Thermes, la vieille forteresse de Serravalle bâtie sur le sommet d'un tertre pyramidal assez élevé, est un des objets les plus pittoresques qui s'offrent aux regards. Ses deux tours élancées, dont les murs, jaunes de vétusté, se dressent là comme une apparition du moyen-âge pour contempler d'un air hautain et brutal toutes ces campagnes fécondées par le génie de la civilisation moderne, sont contemporaines des héros qui illustrèrent une époque à grandes proportions, d'un Moroello Malaspina, appelé par le Dante *Vapor di Val di Magra* — d'Uguccione della Faggiuola — de Castruccio Castracani, et furent souvent témoins des guerres sans cesse renouvelées, que se livraient, avec acharnement et à la faveur du moindre prétexte, ces chefs des partis Guelfes et Gibelins.

Monte-Catini n'est pas moins célèbre dans cette histoire, si riche en épisodes, des Républiques Italiennes. Cette commune avait déjà au XII siècle ses magistrats, son palais et ses statuts. La population et l'étendue de Monte-Catini devaient être considérables à cette époque. Sa position sur le haut d'une colline élevée, ses maisons bâties en terrasses, ses sept portes, ses vingt cinq tours et ses châteaux nombreux, ces derniers la résidence d'une noblesse guerrière, lui donnèrent dans le moyen-âge une grande importance, et en firent un objet de convoitise continuelle entre les Républiques rivales de Florence et de Lucques. Favorable au parti Guelfe, il fut le point de mire de la vengeance des chefs Gibelins pour avoir, en 1263, ouvert ses portes à ceux de ce parti, et leur avoir accordé un asyle que leur refusaient alors toutes les autres villes de la Toscane.

Mais ce qui contribua surtout à donner de la célébrité à Monte-Catini, fut la fameuse bataille de ce nom que se livrèrent sous ses murs les armées de Pise et de Lucques d'un côté, et de Florence de l'autre. Les premières étaient commandées par l'impétueux guerrier Gibelin, Uguccione della Faggiuola, la seconde par le prince da Tarante, aidé de son fils Charles et de son frère Pierre, comte de Gravina, venus en Toscane de la part de Robert, roi de Naples, pour y soutenir le parti Guelfe. L'armée d'Uguccione était forte de vingt mille fantassins et de deux mille cinq cents chevaux. Bon nombre de ses gens lui venaient de Visconti de Lombardie, de Guido Tarlati Evêque d'Arezzo, et des comtes Aldobrandeschi de Maremma, ainsi que des Gibelins exilés de Florence. Dans l'autre camp, l'armée du prince de Tarante et des Florentins avec les renforts qu'elle avait reçus des villes de Sienne, de Bologne, de Gubbio, de Città di Castello et de Pérouse, dépassait de beaucoup la première par le nombre. L'Italie toute entière semblait assister à ces préludes, et palpiter d'attente à l'issue d'une bataille d'où paraissait dépendre non pas tant le sort de Monte-Catini, que celui de la prépondérance définitive dans le pays de l'un des deux partis alors en présence.

C'était le 7 Août 1315, et les camps ennemis n'étaient séparés que par le cours d'eau de la Nievole, lorsqu'Uguccione apprenant que les Guelfes du pays aux alentours de Lucques s'avançaient vers cette ville, et qu'ils avaient déjà détruit l'une de ses portes et rendu impraticable la route par laquelle les provisions parvenaient à son armée, prit soudain le parti de lever le siège de Monte-Catini et de brûler les logements. Alors, à peine les Florentins se furent-ils aperçus de sa retraite, qu'ils poussèrent des cris de joie se croyant sûrs de la victoire, et dirent partout que le guerrier de la Faggiuola prenait la fuite. Et déjà, dans la matinée du 29 Août, l'armée des Gibelins avait reculé au premier choc, lorsqu'Uguccione, irrité d'apprendre que son fils François venait de périr dans la mêlée, se précipite au milieu de ses soldats qu'il dépasse par la hauteur de sa taille, et bientôt ceux-ci ranimés par la présence de leur chef, et fondant alors avec impétuosité sur les rangs ennemis, y portent partout la confusion et la mort. Pierre de Gravina et Charles de Tarante, ce dernier le fils du Prince capitaine général, tombent sans vie sur le champ de bataille, tandis que les débris de leur armée, poursuivis par le vainqueur, vont se noyer dans les bourbiers de la Nievole. Bien des villes de l'Italie eurent à déplorer dans cette journée qui fut une nouvelle Arbia pour le nombre de ses victimes, car on rapporte qu'elle fut fatale à dix mille combattants, la perte de leurs meilleurs citoyens dont elles portèrent publiquement le deuil.

Uguccione della Faggiuola, sans perdre de temps, s'empara de Monte-Catini, puis de Monsummano et de toutes les autres forteresses que les Florentins avaient prises sur les Lucquois une année auparavant, et qui revinrent alors à ces derniers, qui les conservèrent jusqu'au moment où une mort inattendue les priva du plus illustre de leurs guerriers, du fameux Castruccio degli Antelminelli.

Mais, si la victoire qu'Uguccione della Faggiuola avait remportée sur les Guelfes en 1315, servit à illustrer les plaines de Monte-Catini, celles-ci n'acquirent pas moins de célébrité quinze ans plus tard lorsque ces deux partis se trouvant de nouveau en présence, le sort des armes fit pencher la balance du côté de ces derniers. Les Florentins étaient alors commandés par leur concitoyen Americo Donati, le meilleur de leurs officiers. Aussi ce fut vainement, au dire de l'historien florentin Jean Villani, que Gherardino Spinola, Seigneur de Lucques, essaya d'y pénétrer; car du côté de Lucques, les Florentins lui avaient coupé le passage au moyen de fossés dans lesquels ils avaient fait passer les eaux de la Pescia et de la Borra; et bien que Messire Gherardino ayant reçu de nouveaux renforts que lui envoyaient les Pisans, fît, le 2 Mai 1330, un nouvel effort pour s'avancer sur Monte-Catini, cette seconde tentative ne lui réussit pas davantage, car il ne lui fut pas possible de franchir la redoute des Florentins qui était gardée par plus de mille cavaliers, et un nombre considérable de fantassins. Et que le lecleur fasse bien attention, continue le chroniqueur de Florence, que du pied de Serravalle jusqu'à Buggiano, les fossés des Florentins étaient remplis d'eau, et communiquaient avec les rivières de la Borra et de la Nievole, que leurs bastions, garnis de palissades et de parapets, formaient une ligne non interrompue de défense qui occupait plus de six milles d'étendue; que les châteaux et les forts, dont il y avait plus de douze, que les fossés et les barricades dans la montagne étaient gardés nuit et jour par un nombre considérable de guerriers de toutes armes, de telle sorte que ceux de Monte-Catini ne pouvaient ni entrer ni sortir, et étaient obligés pour vivre de voler et de piller les campagnes du voisinage et tout ce qu'ils trouvaient sur la pente de la montagne. L'armée des Florentins occupait quatorze milles de pays, et ce fut pour ceux qui étaient là, comme le rapporte Jean Villani qui était de ce nombre, une chose admirable à voir. Cet historien est même d'opinion que les ouvrages du camp de Jules César à Aliso ou Alisia en Bourgogne, ne furent ni si grands ni si considérables que ceux qu'exécutèrent alors les Florentins sous les murs de Monte-Catini.

Enfin, continue cet historien, Gherardino della Spinola ayant reçu le 11 juin de la même année, un renfort de la Lombardie composé de quatre cents cinquante hommes de cavalerie allemande, et se trouvant alors avec plus de treize cents hommes à cheval et un grand nombre de fantassins, fit une nouvelle sortie avec son armée pour venir au secours de Monte-Catini. Les Florentins, qui de leur côté avaient vu leur nombre s'accroître de quinze cents cavaliers, vinrent occuper avec le gros de leur armée le coteau de Bruscelo au bord du torrent de la Borra. A peu-près vis-à-vis, était l'armée des Lucquois séparée de celle des Florentins par les fossés et les

palissades, ces derniers ayant encore un certain nombre des
leurs qui gardaient le pays à l'entour des paroisses de Nievole et de Monte-Catini.

Le 22 juin au matin, les Lucquois envoyèrent secrètement
et avant qu'il fût jour, trois cents cinquante hommes à cheval et cinq cents de leurs plus intrépides fantassins jusque
près de Serravalle, vis-à-vis du lieu, dit la Magione, endroit
qui se trouvait moins bien gardé que le reste du bastion.
Ceux-ci ayant alors forcé le Ponte alla Gora sur la Nievole,
arrivèrent jusqu'à la paroisse de ce nom, où ils assaillirent à
l'improviste les gardes Florentines et les battirent. Alors les
Lucquois apprenant qu'une partie de leur monde venait de se
rendre maîtresse de ce passage, se dirigent de ce côté pour
renforcer l'armée des assiégeants et chercher à occuper la forteresse. Mais les Florentins qui sont informés de l'événement,
envoyent aussitôt cinq cents cavaliers avec bon nombre de
gens à pied au secours des leurs, renfort qui arrive à temps pour
interdire le passage au reste des Lucquois. Cependant ceux
de Lucques qui se trouvaient déjà dans le camp des Florentins
ne pouvant en sortir sans danger de leur vie, prennent le parti
de se porter sur Monte-Catini, d'où ils reviennent jour et nuit
les inquiéter, tandis que Gherardino Spinola, avec le reste de
ses gens, les harcèle du dehors par de fréquentes incursions.

Sur ces entrefaites, la République de Florence informée de
la réussite de cette affaire, envoye de nouveaux renforts commandés par le bailli Conrad Tronci de Fuligno ; en sorte que
huit jours ensuite, le Seigneur de Lucques intimidé par ce
nouveau déploiement de forces de la part des Florentins et
craignant d'être fait prisonnier, abandoune le champ de bataille en se retirant avec son armée sur Pescia et Vivinaja
(aujourd'hui Monte-Carlo), puis de là revient à Lucques. Les

Florentins recommencent alors le siège de Monte-Catini avec
une nouvelle ardeur, et s'établissant derrière une tranchée à
l'endroit dit les Quarantole, arrêtent le cours des fontaines de
Monte-Catini, et affament sa garnison. Enfin, celle-ci forcée de
se rendre, obtient comme condition qu'en cédant Monte-Catini
à la République, il lui serait permis d'en sortir avec armes
et bagages. Ce fut ainsi que le 15 juillet 1330, les Lucquois
ayant abandonné Monte-Catini, les Florentins y pénétrèrent
après 11 mois de siège, et y trouvèrent à peine pour trois
jours de provisions.

D'un côté, triomphe et allégresse, de l'autre, tristesse et
abattement. En attendant, les conseils de la République Florentine s'agitaient et discutaient afin de savoir si on laisserait
Monte-Catini et ses forts subsister plus long-temps; les uns
disaient que l'on devait venger l'honneur de la République
et anéantir, jusqu'aux dernières traces, ces tours et ces châteaux forts qui avaient été, quinze ans auparavant, à la fois
cause et témoins d'une défaite dont cette dernière victoire avait
à peine effacé le souvenir. Ceux qui pensaient ainsi, insis-
taient aussi sur l'avantage qu'il y aurait à s'épargner les dé-
penses que nécessitaient l'entretien et la garde d'une forteresse dont la possession était un motif continuel de guerre avec
les états voisins. Cependant l'opinion contraire prévalut, et Monte-Catini, dont les habitants étaient restés étrangers aux dissen-
sions qui avaient causé précédemment de si grands malheurs à
la République, dut alors son salut au souvenir du service que cette
commune avait rendu autrefois aux Guelfes florentins, lorsque ceux-ci, chassés de Lucques, se virent repoussés par toutes
les autres villes de la Toscane, et que Monte-Catini les ac-
cueillit dans ses murs. D'ailleurs la guerre entre les Florentins
et les Lucquois n'était pas terminée, et Monte-Catini, qui se

trouvait sur la limite des deux États, était une position importante à garder; aussi fut-il décidé qu'il serait maintenu (24) et
que l'on y ferait rentrer tous ceux du parti Guelfe qui avaient
dù en sortir. On imposa alors comme condition à ses habitants,
qu'ils prêteraient serment d'obéissance et de fidélité à la République florentine, ainsi qu'il en fut fait la même année dans
l'église paroissiale de S.ᵗ Michel. Monte-Catini s'engageait encore
à envoyer à chaque anniversaire de la S.ᵗ Jean Baptiste, en
offrande à l'eglise de ce nom à Florence, un cierge enrichi
d'ornements. Cette coutume, née au sein du moyen-âge, subsis-
tait encore au commencement du XIX siècle. Dans ces occa-
sions, le cierge tributaire était porté sur un grand char, sur
lequel brillait l'emblème héraldique de la commune de Monte-
Catini, figuré par *un vase supporté par trois monts*.

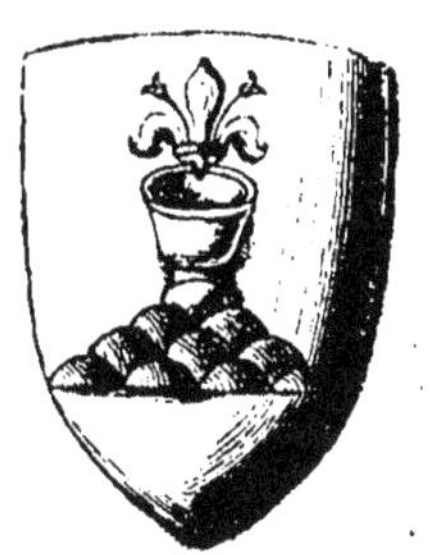

(24) Monte-Catini fut plus tard saccagé, et vit ses murs renversés par
les ordres de Côme I. de Médicis, pour avoir servi de refuge, sous la
protection de Pierre Strozzi, aux bannis de ce prince. Les Thermes
eurent alors à souffrir de cette vengeance, ainsi qu'il a été dit.

MONTE-CATINI.

PARTIE MÉDICALE.

MONTE-CATINI.

PARTIE MÉDICALE.

Il résulte des analyses du Professeur Giuli, que l'iode sous la
forme d'iodure potassique entrerait pour 0,10416 sur 1000 parties en poids d'eau, dans la composition de la source des
Thermes de Léopold, et pour 0,06944 dans celle du Bagno Regio, ou pour 0,00010416 dans la première, et pour 0,00006944
dans la seconde, de la masse totale du liquide. Le Tettuccio,
ainsi que la source Cipollo dont l'eau alimente les bains de ce
dernier Établissement, en contiendraient aussi, mais en bien moindre quantité c'est-à-dire dans la proportion de $\frac{0,02170}{1000}$.

L'iode est donc l'un des agents minéralisateurs de la plupart des sources de Monte-Catini, mais surtout de celles des Thermes de Léopold et du Bagno Regio, et comme tel, doit avoir sa part d'action sur l'économie dans l'emploi tant interne qu'externe de ces eaux. Découvert en 1813 par Courtois fabricant de savon, dans les eaux mères de la soude d'Alicante, l'iode fut ensuite étudié par Gay-Lussac, puis introduit dans la médecine par Coindet de Genève, qui s'en servit, comme on sait, pour combattre l'hypertrophie du corps thyroïde connue sous le nom de goître, puis fut successivement employé par De Carro de Vienne dans les mêmes cas, par Baron et Haliday en Angleterre dans les tumeurs squirrheuses de l'ovaire, par Lugol en France dans les affections scrofuleuses, enfin par d'autres dans les maladies de la peau, les paralysies, la surdité, la goutte, etc.; il fut essayé aussi dans les maladies cancéreuses et dans la phthisie; enfin l'iode a été reconnu dans ces derniers temps par le Dr. Payan d'Aix en Provence, comme remède spécifique qui peut être avantageusement substitué au mercure, auquel il est même préférable dans certains cas.

L'iode, combiné à la potasse, communique aux eaux Léopoldines et à celles du Bain Royal les propriétés *altérantes* et *déobstruantes*, et les rend utiles dans les congestions et les inflammations chroniques glandulaires et membraneuses, dans les différents genres de cachéxie etc.; les sulfates et les carbonates de chaux donnent à ces eaux une faculté *détergente*, à laquelle elles doivent leur efficacité dans plusieurs maladies de la peau; et enfin les chlorhydrates à base de soude et de magnésie qui y prédominent, les rapprochent de l'eau de mer, et en font, dans leur application à l'extérieur, des agents plus ou moins *excitants* et *fortifiants*.

Pour passer de la théorie aux faits, les auteurs qui ont écrit sur Monte-Catini, rapportent plusieurs cas de maladies dans lesquelles l'usage de l'eau des Thermes de Léopold a été suivi d'heureux effets, comme dans diverses espèces de maladies cutanées, dans les différents genres de rhumatismes, d'affections articulaires, dans la névralgie sciatique, la paralysie, l'œdème. Il y est aussi fait mention de cas de goître, combattus avec succès. Avant 1829, lorsque la température naturelle de l'eau Léopoldine arrivait à peine à 26° R., les cas de rhumatismes, tant aigus que chroniques guéris par son usage, n'étaient pas aussi fréquents qu'ils le sont aujourd'hui, depuis que l'on peut élever artificiellement la température de celle-ci au degré qui peut convenir aux cas particuliers du malade.

L'eau des Thermes est rarement employée en boisson, cependant on l'a donnée à la dose de un à deux verres dans les affections vermineuses. Elle agit alors comme un drastique assez violent. Elle répugne aux malades, et quelquefois l'estomac ne peut pas la supporter. L'iodure de potassium et les autres sels que cette eau tient en dissolution, n'ont pas le temps d'être recueillis par les vaisseaux absorbants, en sorte qu'elle reste sans effet sur les affections scrofuleuses, les obstructions etc.; il n'est pas rare qu'elle produise alors l'érosion de la membrane muqueuse des intestins, et dans ces cas elle donne lieu à de vives douleurs, suivies de selles mêlées de détritus muqueux.

L'eau du Bain Royal s'employe à peu près dans les mêmes cas que celle des Thermes. Sa température est encore plus basse (20° $\frac{1}{6}$ R.). Elle est utile, comme celle dont il vient d'être question, dans les maladies cutanées et surtout dans la gale; dans les rhumatismes nerveux, dans certains relâchements des tissus, les paralysies, la goutte, l'œdème, les varix, la leucorrhée, la chlorose. Prise en demis bains de vingt minutes de durée ces eaux ont été suivies de bons effets dans les troubles de la circulation symptomatiques d'un dérangement du travail périodique chez les femmes; lorsqu'elles réussissent dans ces cas, leur administration est suivie d'une réaction du système, et d'une augmentation de la chaleur.

D'après les expériences physiologiques les plus récentes, on sait que les sels à base de soude et de potasse sont ceux qui passent avec le plus de facilité dans le torrent de la circulation, et qui pénètrent le plus promptement les tissus de nos organes. Or, l'une des conditions les plus favorables à leur absorption et à leur transport dans la masse du sang, est dans de certaines limites, leur plus grand degré d'atténuation, que ces sels soient introduits dans un état de division déjà existant, comme il en arrive pour les eaux minérales, ou que celle-là soit le produit de l'art. Dans le cas contraire, ou bien ces sels étant en trop grande quantité proportionellement au véhicule, ils sont promptement expulsés sans avoir eu le temps de produire leurs effets chimico-vitaux, ou bien il s'accumulent le long des parois du tube digestif et en altèrent la tonicité, en y attirant une surabondance de fluides par lesquels ils sont plus tard entraînés au dehors, mais non sans avoir causé une perte inutile de matériaux essentiels à l'économie.

Il ne s'agit pas ici de mélange infinitésimal, mais de sels dissous en quantités appréciables dans leurs véhicules aqueux, tels que sont les composés sans nombre que nous offre la nature dans les eaux minérales. Du nombre de ces dernières, celles qui peuvent être prises avec avantage à l'intérieur, se trouvent en général médiocrement chargées de ces principes minéraux, et parmi elles, on doit ranger les deux sources de Monte-Catini connues sous les noms de Tettuccio et du Rinfresco ou de Médicis.

Prise à certains intervalles et en assez grande quantité (12 verres et au-delà), l'eau du Tettuccio ne produit qu'un effet modéré soit par les selles, soit par les urines, d'où l'on est en droit de conclure qu'elle est entrée en grande partie dans le torrent de la circulation. Cette action chimico-vitale qu'elle exerce sur l'économie et surtout sur les fluides, ne se manifeste qu'au bout d'un certain temps, soit qu'on la prenne en grande abondance, ou à doses modérées; et a été dite *dépurative* par les auteurs, désignation qui se rapproche le plus de la vérité, en tant que si l'eau du Tettuccio ne change pas la qualité des humeurs en général, elle a au moins l'effet de modifier d'une manière salutaire la généralité des sécrétions, en améliorant la condition du sang. Redi qui l'a appelée le remède *déobstruant* par excellence, disait que l'expérience journalière avait démontré que l'action de l'eau du Tettuccio se portait surtout dans ces cas sur les vaisseaux hépatiques, les orifices des capillaires du tube intestinal et les canaux cystique et cholédoque.

Le docteur Maluccelli pense que l'on ne doit pas ranger l'eau du Tettuccio parmi les substances directement purgatives. En effet les purgatifs, et surtout les purgatifs salins, ont pour effet immédiat d'exciter la membrane muqueuse intestinale et de produire un accroissement de sécrétion à sa surface. Or cette sécrétion, aidée qu'elle est par le mouvement peristaltique des intestins suscité par la présence de ces substances, est bientôt suivie de l'expulsion des matières qui y sont retenues. Leur opération est souvent aussi accompagnée de douleurs assez vives et suivies d'évacuations abondantes. Il en arrive tout autrement avec l'eau du Tettuccio; celle-ci, prise à des doses mêmes considérables, ne traverse jamais les intestins avec la promptitude qui caractérise l'action des premiers, et bien que les substances salines que cette eau contient, finissent par être aussi éliminées et être portées au dehors avec les garderobes, ce n'est jamais qu'après un temps assez long.

Ainsi il est naturel de penser que ces substances, avant d'être rejetées de l'économie, ont dû parcourir tout le cercle de la circulation. Par conséquent l'eau du Tettuccio non seulement ne provoque que bien rarement des évacuations excessives et superflues, mais au contraire a une action conservatrice et modificatrice de la nutrition, qui, lorsqu'elle s'exerce sur le tube digestif, l'excite dans de justes limites; son action ne cause pas de déperdition de substance, et loin de surexciter les organes et par suite de les affaiblir, elle tend plutôt à rétablir l'équilibre des mouvements vitaux de l'économie en général.

Les faits prochains appréciables produits par l'ingestion de cette eau à des doses considérables, est celui de distendre le canal alimentaire. Ensuite, les sels qu'elle tient en dissolution répandus sur toute la surface de celui-ci, sont pris par les vaisseaux absorbants et portés dans le sang avec lequel ils pénètrent le tissu des organes sécréteurs, et augmentent leur activité. De plus, en observant la série des faits produits dans les évacuations qui suivent cette ingestion, on peut se rendre compte de son mode d'agir en tant que considéré comme substance purgative, et on voit alors que cette action sur le tube intestinal n'est qu'indirecte. Ainsi la première évacuation n'est qu'une simple défécation déterminée mécaniquement par le poids de la masse du liquide ingéré; tandis que celles qui viennent ensuite sont plus ou moins chargées de bile cystique ou hépatique.

D'après les observations de Barzellotti, il paraîtrait que l'eau du Tettuccio agit aussi bien comme stomachique que comme purgative, lorsqu'on la boit à la source, où elle est encore imprégnée de la petite quantité de gaz acide carbonique qu'elle contient et où sa température est de 22° ½ R.

On a coutume à Monte-Catini, lorsqu'on désire obtenir un effet promptement purgatif, d'ajouter le premier jour à l'eau du Tettuccio un peu de sel d'Epsom ou de crème de tartre.

Pour en obtenir des effets *déobstruants*, il convient de la donner à doses fractionnées et à de certains intervalles; car si on la prend en grande abondance, et dans un court espace de temps, elle n'agit plus alors simplement que comme purgatif. Ainsi par exemple, dans les anciennes obstructions et les maladies scrofuleuses, on en prendra un verre le matin à jeun. Dans ces cas, l'eau du Tettuccio agit non seulement comme toutes les eaux salines, mais comme elle contient de plus une légère quantité d'iodure potassique, on comprend qu'afin que cette substance puisse impressionner le système, il convient qu'elle soit recueillie par les absorbants, ce qui serait moins facilement le cas lorsque cette eau prise en grande abondance passerait plus vite, et entrainerait ainsi avec elle ce principe actif qui en forme un des éléments. Du reste lorsqu'elle est prise en certaine abondance, la machine s'acoutume à son action au bout de quelques jours, en sorte qu'elle passe bientôt avec plus de promptitude, ce qui peut être utile lorsqu'il ne s'agit que de prendre une eau légèrement purgative.

Livi a regardé l'eau du Tettuccio comme anthelmintique, et rapporte plusieurs observations à l'appui de cette opinion.

Mais ce qui fait surtout le mérite de cette eau minérale comme agent thérapeutique, c'est l'avantage journalier qu'on en retire dans les diarrhées et les dysenteries. Tous les auteurs qui ont écrit à diverses époques sur l'Eau du Tettuccio, sont unanimes à lui reconnaitre la vertu antidysentérique. Un nom bien connu dans les sciences médicales, celui de Gabriel Fallope, qui fut professeur à l'Université de Pise, raconte que se trouvant dans cette ville en 1564, où régnait alors une epidémie de dysenterie, et ayant appris qu'un confrère s'était servi avec avantage des eaux du Tettuccio et du Rinfresco de Monte-Catini pour le traitement de ses malades, il lui vint l'idée de les essayer. « *Quindi, egli dice, suscitatasi in me cupidità di* « *provarle, ne esibiva alle persone provette, cui avendo os-* « *servato esser giovevolissime, ne amministrai ancora ai bam-* « *bini di due anni quella quantità, che potevano reggere e* « *tollerare. Ne dava adunque tanta quanta poteva ai bam-* « *bini come ai provetti, e quanta da essi non ricusava-* « *si, e conveniva loro; a chi un bicchiere, a chi due, a* « *chi tre; e quanti dissenterici di quest' acqua bevevano, al-* « *trettanti risanavano.* »

Baccio, Médecin de Sixte Quint, en faisant l'éloge des eaux du Tettuccio, disait que non-seulement elles étaient d'excellents purgatifs et diurétiques, mais encore que ces eaux étaient les meilleurs remèdes que l'on eût, pour traiter avec succès les dysenteries, même dans les cas où il y avait des *ulcérations* dans les intestins, et que l'on devait les donner à la dose de une à trois livres suivant la tolérance des malades. Qu'elles n'étaient pas moins efficaces pour combattre les affections des voies urinaires. Ses vertus, dit-il, sont d'autant plus précieuses que l'eau de ces deux sources, qui semblent être un don du ciel, fait revivre ceux que cette maladie a martyrisés, dont les forces sont epuisées, et qui sont exténués par les pertes de sang; et comme cette eau ne souffre aucune altération par le transport, on peut en obtenir les mêmes avantages loin de la source, pourvu qu'elle soit naturelle; ainsi que cela se pratique à Rome, par exemple. (Barzellotti, op. cit., p. 189.)

Le Dr Michel Cajetan Livi, dont les observations sur l'état physique et sanitaire des Bains de Monte-Catini, reproduites dans l'ouvrage de Bicchierai publié à Florence en 1778, servirent alors à éclairer le gouvernement sur les besoins de cet Établissement, dit, à ce sujet, dans un style de chancellerie: « Je « soussigné Michel Cajetan Livi médecin, déclare et ratifie avoir « expérimenté l'usage en boisson de l'eau du Tettuccio chez « un grand nombre de malades, dans des cas de dévoiements, « de dysenteries et de diarrhées épidémiques, et que ces essais « ont toujours été suivis d'un plein succès; et je puis affir- « mer que de tous ceux qui y eurent recours à temps, aucun « ne succomba à la maladie. Mon fils Cajetan Livi, dans les « premières années de ses fonctions de Médecin salarié par « l'État, dans la ville de Carrare (nei primi anni della sua « *condotta* in Carrara), dut y soigner les troupes qui étaient « affectées de dysenterie, et, s'étant servi de l'eau du Tet- « tuccio, il reçut partout des éloges de ses succès; tandis qu'un « autre médecin qui traitait les soldats par d'autres moyens, « en perdait beaucoup. Alors la ville de Carrare ayant fait « venir de Livourne plusieurs barils de cette eau, on n'eut « plus dès lors jusqu'à la fin de l'épidémie, que des guéri- « sons à enregistrer. »

Bien que fort légère, l'eau de la source de Médicis possède aussi des vertus purgatives. Ses éléments constitutifs sont les mêmes que ceux du Tettuccio, seulement ils s'y trouvent dans la proportion de un à deux, par rapport à la dernière. Il est, aussi, digne de remarque que les sels dont se compose cette eau ont la plus grande analogie avec ceux que l'on trouve dans nos humeurs, et surtout dans le sang. On peut dire qu'elle est utile dans les mêmes cas que l'eau du Tet- tuccio, surtout lorsque celle-ci agit trop fortement, qu'il est avan-

tageux que les substances minérales soient promptement absor-
bées, et demeurent long-temps dans l'organisme. Elle est
utile dans la diarrhée accompagnée d'enteralgie, et quand l'eau
du Tettuccio a échoué. Dans les engorgements des viscères
abdominaux, on doit la substituer à l'eau du Tettuccio lorsque
celle-ci passe trop rapidement; lorsqu'un état d'irritation
des organes exige une médication *tempérante*, d'où lui est
venu son nom *d'acqua del Rinfresco*. Les régistres de Monte-
Catini offrent une foule d'histoires d'affections inflammatoires
des voies urinaires, du foie, de l'estomac etc., des cas de leucorrhée, de métrorragie, de gravelle, traités avec succès par
l'eau de Médicis.

Cette source fut connue et employée en médecine dès le
quatorzième siècle. Ugolino de Monte-Catini en parle comme
d'une eau diurétique. Dans le seizième, Mengo Bianchelli pro-
clamait son utilité dans divers genres de maladies, et l'appelait
réfrigérante. Dans les maladies de l'estomac, du foie, des reins,
il faisait commencer par le Tettuccio, et finir par l'eau du
Rinfresco connue alors sous le nom de *Bagnuolo*. Fallope s'en
servait dans les dysenteries, et disait qu'il n'avait rien trouvé
de mieux en pareils cas. Andrea Bacci s'était assuré de l'efficacité de cette eau dans ces maladies, même dans les cas où
il *y avait des ulcérations dans les intestins;* le même auteur
la regardait aussi comme *lithontriptique, diurétique* et *déobs-
truante.* Au dire de Fallope, elle avait la même efficacité lorsqu'on s'en servait dans des pays éloignés, pourvu qu'elle ne
fût pas falsifiée, et qu'elle se conservait facilement. Pierre
Della Barba en vante les effets dans les affections du foie,
dans lesquelles il la dit supérieure à l'eau du Tettuccio parcequ'elle reste plus long temps dans le système. Ce dernier
la regarde comme pouvant être de la plus grande uti-

lité dans l'hématurie, même lorsque la durée de la maladie fait soupçonner qu'il y a des ulcérations dans les reins ou dans la vessie, ainsi que dans les excoriations causées par la présence des calculs; et il dit qu'il a vu ce genre de malades recouvrer la santé par son usage. Benvoluto de Pistoie, au milieu du seizième siècle, s'en est servi avec avantage dans une épidémie de dysenterie.

Le docteur Maluccelli en obtint de bons résultats dans deux épidémies de cette maladie, qui régnèrent en 1815 et en 1827 dans les plaines de Monte-Catini, dans lesquelles l'eau du Rinfresco lui réussit mieux que celle du Tettuccio. On ne doit pas pour cela, dit le D^r. M., défalquer du mérite que Redi attribue au Tettuccio comme remède antidysentérique, mais seulement, continue ce médecin, conclure à la convenance dans certaines conditions qu'il appartient à l'homme de l'art de savoir apprécier, de l'une de ces deux eaux, de préférence à l'autre.

Quant à la méthode à suivre dans l'emploi du Rinfresco, tous les auteurs sont d'accord pour conseiller de la prendre à petites doses. Quelques verres le matin à jeun, un autre dans le courant de la matinée, puis la boire pure ou mêlée avec du vin aux repas, enfin un dernier verre dans la soirée, *in tutto un fiasco circa per giorno.*

Mais la source de Médicis, ajoute le docteur Maluccelli, est menacée d'abandon, et son débit a diminué d'une manière fâcheuse sans qu'on sache pourquoi. Il serait donc à désirer que de nouvelles observations vinssent confirmer l'utilité de cette eau, que l'expérience de plusieurs siècles semblait avoir sanctionnée.

THERMES DE LÉOPOLD.

Le célèbre Bicchierai avait noté 90 cas de rhumatismes musculaires et articulaires, comme ayant présenté un résultat *plausible:* 19 avec un *résultat certain*, et seulement huit cas où le traitement était resté sans effet, et qu'il enrégistrait comme cas *malheureux*. Après lui, Barzellotti a eu à traiter un grand nombre de rhumatisants de 1820 à 1822 avec des résultats variables, parmi lesquels il a vu la maladie empirer. Le docteur Maluccelli dans ses tableaux de statistique (*Rendiconto dei Casi Clinici osservati ai R. Bagni di Monte-Catini dall'anno 1835 all'anno 1844 da Silvestro Maluccelli Medico-Presidente allo Spedale di detti Bagni. Pistoia, 1845.*) qui comprennent comme on le voit une période de dix années, a adopté le même arrangement que Bicchierai pour toutes les maladies soignées aux Bains, et donne le nom de *plausibles* aux cas de guérisons incomplètes; d'*incertains* à ceux dont le résultat est resté douteux, soit à cause d'un traitement insuffisant ou mal fait, soit à cause de la gravité de la maladie. Et comme dans le nombre il était impossible qu'il ne se présentât pas quelques cas de mort, le docteur M. détaille les circonstances dans lesquelles cette quatrième catégorie de cas se présenta à son observation. Ainsi ses relevés présentent le nombre, le sexe, et l'âge des individus traités par lui; le temps au bout duquel survint l'un des trois premiers résultats, et enfin la méthode du traitement suivi dans chaque cas particulier; pour déduire ensuite du *nombre absolu* des malades, puisque ceux-ci se présentaient quelquefois pendant deux ou trois années de suite à l'Établissement, et non pas du nombre des cas annuellement enrégistrés, pour déduire, disons nous, la gradation des effets produits par les eaux de Monte-Catini pendant ces dix années de service. Il a divisé la totalité des cas observés pendant ces dix années, en deux classes; dans l'une sont compris les malades soignés à l'hospice des Bains, ou adressés au docteur M. et placés sous sa direction spéciale. La proportion de ceux-ci au reste des malades qui ont fréquenté les Bains de Monte-Catini pendant cette période n'a pas été notée. Cette distinction était surtout importante, en tant qu'elle servait non seulement à établir la différence de gravité des maladies selon l'influence qu'exercent sur celles-ci les circonstances accessoires, telles que la misère ou le bien-être; mais aussi qu'elle tendait à montrer que les indigens malades, le sont ordinairement depuis plus long temps que ceux qui appartiennent à la catégorie des gens aisés, soit à cause d'un séjour antécédent prolongé dans un hôpital, soit que leur maladie ait été négligée. Il y avait encore une circonstance importante à noter, et qui était, que les malades qui sont soignés à l'hôpital de l'Établissement ne peuvent y rester qu'un temps déterminé. Ainsi pour cette dernière catégorie, gravité et durée de la maladie; traitement poursuivi avec soin et sans interruption; courte durée de ce traitement, qui ne dépasse jamais quinze jours, mais qui se trouve toujours aidé d'un régime convenable, et dont des imprudences quelconques ne viennent jamais contrecarrer les effets.

Tous les médecins de Monte-Catini ont, à diverses époques, enrégistré une foule d'observations d'individus traités pour la gale à l'hôpital de cet Établissement, qui tendent à prouver l'efficacité des Thermes de Léopold dans ce genre de maladie.

1ère OBSERVATION.

(BARZELLOTTI.)

Sciatique rhumatismale.

Un homme âgé de 42 ans, d'une forte constitution et d'un tempérament sanguin, se plaignait depuis deux ans d'un rhumatisme à la hanche du côté gauche, qui s'étendait à toute la jambe, et devenait plus douloureux lorsque régnait le vent du nord. Il avait essayé en vain de plusieurs remèdes. Il arriva aux Bains au mois de Juin, ne pouvant marcher. On lui prescrivit un bain d'une heure, matin et soir. Au bout de quelques jours, son état s'était déjà amélioré. On lui prescrivit ensuite l'eau du Tettuccio à doses purgatives. Après avoir continué pendant quelque temps les immersions, il finit par se délivrer presque entièrement de ses douleurs.

2ème OBSERVATION.

BARZELLOTTI.

Sciatique rhumatismale.

Un sujet de 36 ans, d'humeur mélancolique, qui avait été affecté d'un rhumatisme général, fut pris d'une douleur sciatique très aigue. Il y avait un commencement d'atrophie du membre pelvien du côté affecté. Rien n'avait pu enrayer le mal. On lui ordonna les immersions, matin et soir, qui furent continuées pendant vingt jours. Au septième jour la transpiration s'était manifestée; les douleurs disparurent graduellement, les mouvements revinrent, et le malade se trouva à peu près entièrement guéri.

3ᵐᵉ **OBSERVATION**.

(BICCHIERAI, rapportée par BARZELLOTTI.)

(Idem.)

Une femme de 28 ans fut prise de lombago à la suite de ses couches. Ce lombago se porta sur la hanche, et envahit ensuite toute l'articulation du côté droit. Quelques fomentations et des bains d'eau ordinaire firent cesser ces premiers symptômes. Mais des couches subséquentes ramenèrent les douleurs qui se montrèrent rebelles à tous les remèdes; elle voulut essayer les bains de Monte-Catini, où elle se rendit au mois de Juillet 1776. Elle se trouvait alors dans l'état suivant. Pouls régulier, mais très faible; douleurs très aiguës à l'articulation coxo-fémorale du côté droit qui s'étendaient inférieurement à tous les muscles de la cuisse et de la jambe, avec roideur de l'articulation et incapacité de se mouvoir sans appui. Elle fut mise dans le bain matin et soir, où elle resta pendant une heure chaque fois. Au bout de dix huit jours, son état commença à s'améliorer. Dans cette intervalle, il se manifesta un certain degré de gastricisme qui fut combattu avec succès par l'eau du Tettuccio, que la malade prit pendant trois jours de suite. Les accidens de la périodicité se manifestèrent le quinzième jour du traitement, circonstance qui obligea de suspendre ce dernier; alors revinrent les douleurs et un plus grand degré de faiblesse à l'articulation. Dans cet état de choses, on lui prescrivit les immersions au Bain Royal; ce traitement fut suivi jusqu'au 18 Août, époque à laquelle la malade partit guérie de l'Établissement.

4ᵐᵉ OBSERVATION.

MALUCCELLI.

Rhumatisme articulaire.

A. Fontani de Florence, sexagénaire, était admis à l'hôpital des Bains le 1ᵉʳ Juillet 1838. Il y avait 5 ans qu'il avait souffert d'un rhumatisme articulaire aigu très intense, qui l'avait obligé à garder le lit dans un état d'immobilité pendant plusieurs mois. Lorsqu'il fut en état de se rendre aux Eaux, les douleurs avaient fixé leur siège aux épaules, aux coudes, aux mains, aux genoux et aux malléoles. Après douze jours d'immersions, dont il faisait deux par jour, le malade pouvait mouvoir les articulations jusqu'alors embarassées, et cela sans beaucoup de douleur. Au bout de 30 jours du traitement, il partait des Bains en voie de guérison. Il faut noter qu'à la température de 27° R., chaleur à laquelle on porte d'ordinaire le bain des malades de l'hospice, les douleurs augmentaient d'intensité, circonstance qui nécessita l'emploi de l'eau des thermes à leur température ordinaire de 25° R.

5ème **OBSERVATION**.

(MALUCCELLI.)

Rhumatisme articulaire.

Madame N. M***, Anglaise, avancée en âge, se rendait, pour
la première fois, aux Bains de Monte-Catini en 1838. Il y avait
déjà plusieurs années qu'elle souffrait d'un rhumatisme articulaire pour lequel elle avait fréquenté d'autres Établissements
Thermaux soit en Italie, soit dans d'autres pays. Les articulations des deux mains étaient enflées, mais non anchylosées,
quoique leurs mouvements fussent devenus difficiles par la présence de concrétions tophacées. Après 30 immersions de moyenne durée, l'état de cette dame se trouva suffisamment amélioré pour qu'elle pût quitter l'Établissement où elle revint
par précaution l'année suivante, ayant joui d'une santé très passable pendant les 11 mois qui s'étaient écoulés dans l'intervalle.
Eu égard à la faiblesse du sujet, résultat de la maladie aussi bien
que des années, on lui prescrivit les bains de l'établissement
du Tettuccio. Le docteur Rimer, son médecin et compatriote, té-
moin d'une cure aussi belle et survenue chez une personne
qui avait dépassé son seizième lustre, en était aussi étonné que
satisfait ; et cet honorable médecin étant revenu à Monte-Catini
pour faire lui même une cure d'eaux pour une affection
analogue, assurait que Madame M*** avait joui, depuis le
dernier été qu'elle avait passé à Monte-Catini en 1839, d'une
santé excellente.

6eme **OBSERVATION**.

(GIULI.)

Sciatique rhumatismale.

Un chef de cantoniers agé de 40 ans, d'un tempérament sanguin, après s'être fatigué dans l'exercice de son état, resta exposé au vent qui soufllait légèrement, ayant le corps baigné de sueur; et étant resté pendant un certain temps dans cette même position, sa transpiration s'arrêta. Au bout de quelques jours, il ressentit des douleurs vagues, puis ensuite il éprouva à la hanche gauche une douleur intense qui s'étendit bientôt à la cuisse, puis à la jambe. Ces accidents étaient survenus au mois de Mars. Depuis lors, il fut traité par des applications de sangsues, des vésicatoires et d'autres topiques, et à l'intérieur par des sudorifiques. Mais tout cela inutilement. Au mois de Juillet, il se rendit aux Bains où le docteur Giuli lui prescrivit l'immersion à 30° R., avec la douche médiate (*doccia velata*) sur la partie affectée, de manière à ce que l'eau projetée ne portât pas toujours sur le même point. Pendant les premiers jours du traitement, le malade était forcé de ployer le tronc du côté de la partie souffrante lorsqu'étant assis il voulait se lever, et ne pouvait faire que quelques pas, devant être pour cela soutenu par une personne qui lui aidait à maintenir le tronc dans la position verticale.

Le mal resta stationnaire pendant six jours, au bout desquels le patient commença à pouvoir faire quelques pas sans avoir besoin d'appui. Il dut quitter l'Établissement pour se rendre auprès de sa famille, où des affaires pressantes le rappelaient. Mais il revint au mois d'Août suivant, reprit ses bains comme par le passé, et au bout de quinze jours il se trouva guéri complètement, en sorte qu'il put retourner à ses occupations, et reprendre son genre de vie ordinaire.

7ème OBSERVATION.

(GIULI)

Lombago.

Une Dame était venue à Monte-Catini pour se guérir d'une obstruction du foie. Elle était agée de 35 ans, avait plusieurs enfants, et était du reste douée d'une bonne constitution. Elle commença les bains dont elle avait tout lieu d'être satisfaite, lorsqu'un matin se levant du lit et se penchant, elle ressentit tout à coup une douleur à la région lombaire qui l'empêcha de pouvoir continuer à s'habiller. Elle se remit au lit, on fit quelques applications locales sur le siège du mal, mais tout fut inutile. Le docteur Giuli lui conseilla de se faire porter en chaise aux Thermes. A peine entrée dans le bain, les douleurs commencèrent à diminuer, une sueur abondante se manifesta ; elle sortit alors du bain, se fit bien essuyer, et revint chez elle en portantine ; les douleurs n'étaient pas dissipées, il y avait seulement soulagement ; mais elle reprit les mêmes bains chauds les deux jours qui suivirent, et au troisième, les douleurs disparurent complètement. Le troisième jour, elle voulut essayer de faire une promenade en voiture, mais le soir la douleur ayant reparu quoiqu'avec peu d'intensité, elle dut avoir recours de nouveau aux bains. Trois immersions suffirent alors pour guérir cette dame de son lombago, et pour lui permettre de retourner chez elle tout-à-fait libre de cette incommodité.

8ème **OBSERVATION**.

(MALUCCELLI.)

Rhumatisme articulaire.

Madame L. R*** de Florence, âgée d'environ 50 ans, souffrait depuis plusieurs années de rhumatisme articulaire. Lorsqu'elle vint aux Eaux en Juillet 1843, les douleurs, qui occupaient la généralité des articulations, étaient supportables, à l'exception de celles qui s'étaient fixées sur une phalange du medius de la main droite. Elle commença les bains à la température de 25° R. Pendant les premiers, il y eut une exacerbation telle de la douleur et du gonflement, que toutes les articulations de la main, celles du coude, de l'épaule et du genou du même côté prirent un accroissement énorme. Le souvenir de ses souffrances passées et du temps qu'elle avait passé au lit, autant que la crainte de ne pouvoir retourner chez elle quand elle le voudrait, lui avait fait prendre le parti de quitter les Bains sans plus attendre. Cependant, malheur à cette malade si au lieu de suivre les conseils du docteur Maluccelli, elle n'eut écouté que son caprice. Après beaucoup d'instances et de prières, ce dernier réussit à lui faire abandonner sa résolution. Le Dr M. espérait, dans ce cas, obtenir un résultat favorable, car malgré cette augmentation des symptômes locaux, il n'y avait pas de fièvre; puis il avait, en outre, présents à la mémoire un grand nombre d'exemples de cas de malades chez

lesquels la douleur avait été le trait principal de la maladie, et
où une exacerbation des symptômes, causée dès le principe par
le traitement hydro-minéral, avait été de bon augure. Et en effet
dix immersions à la même température que les autres, suffirent
pour dissiper tous les symptômes locaux, tels que douleurs, tuméfactions et rougeur. Madame R*** passa le reste de l'année
dans un état de santé plausible, et lorsqu'elle revint l'année
suivante à Monte-Catini, c'était plutôt pour s'y soigner de douleurs survenues depuis lors à la région du foie, que pour son
rhumatisme dont elle n'était plus incommodée.

Le docteur Maluccelli ajoute à l'histoire de ce rhumatisme
la remarque que de tels faits doivent convaincre ceux qui
voudraient encore refuser aux eaux de Monte-Catini l'efficacité que l'expérience de tous les jours démontre qu'elles possèdent dans ces affections; et que de tels faits doivent servir
en même temps d'avertissement à ceux qui seraient disposés
à suspendre inconsidérément le traitement, en le considérant
comme nuisible à cause de la récrudescence des symptômes.

9ème **OBSERVATION**.

MALUCCELLI.

Sciatique.

Un Ecclésiastique, il Sig. V. C*** delle Calle, obligé par les
occupations de son ministère à vivre au milieu d'une atmosphère humide, et à se trouver exposé à des changements
très brusques de température, fut pris en 1840 d'une névralgie
sciatique du côté droit, qui s'étendait jusqu'à la plante du
pied. La douleur augmentait lorsque le malade marchait, il
ne pouvait non plus se tenir debout sans difficulté, et une con-

stipation opiniâtre qui formait l'un des symptômes de la maladie, donnait lieu à des efforts inutiles et fatigants lorsque le
malade voulait aller à la garderobe, et à une augmentation
des douleurs ; les urines étaient abondantes. Venu à Monte-
Catini au mois d'Août 1842, il s'y guérit au bout de douze
jours d'immersions et de douches. Dans cette intervalle, il avait
pris l'eau du Tettuccio, journellement, pour vaincre la constipation.

10ème OBSERVATION.

(MALUCCELLI.)

Sciatique traumatique.

Giuseppe Morandi della Lastra a Signa, d'un tempérament sanguin nerveux et d'une forte constitution, fut pris après une chûte
qu'il fit sur le côté gauche, d'incapacité de se mouvoir, et d'une
douleur assez vive le long de l'aponévrose fascia lata. Quand,
en 1840, il arriva aux Bains, la douleur était intense, les mouvements très difficiles, et il y avait un commencement d'atrophie de tout le membre affecté. Vingt quatre bains, joints aux
douches, suffirent pour dissiper la douleur, et remettre le malade en état de pouvoir marcher. Au mois de juin 1843,
il fut pris, sans cause connue, d'un certain degré de difficulté
à mouvoir le membre qui avait souffert, et y ressentit de la
douleur. N'ayant pas oublié ses souffrances passées, non plus
que les prompts et heureux effets qu'avaient produits chez lui
les eaux de Monte-Catini, il s'empressa d'y revenir et eut
lieu d'en être aussi satisfait que la première fois. Quand il
quitta l'Établissement, la cuisse gauche avait acquis un vo-

lume égal à celle du côté opposé, preuve non équivoque de
la réussite complète du traitement fait en 1840, non moins
que de celui auquel le malade venait en dernier lieu de
se soumettre, et dont la durée avait été de quinze jours
seulement.

11ème OBSERVATION.

(MALUCCELLI.)

Angine de poitrine.

Giuseppe Bianchi de Samminiato, âgé de 40 ans environ,
après avoir eu à diverses reprises des attaques d'inflammation de poitrine, éprouvait une sensation continuelle de tension à la région précordiale, les battements du cœur étaient
inégaux, et se faisaient sentir avec force contre les parois tho-
raciques, le malade éprouvait de l'anxiété et était sujet aux
vertiges, et tout faisait soupçonner une hypertrophie du ven-
tricule gauche de cet organe. Tel était son état, lorsqu'il se rendit aux Eaux de Monte-Catini en 1836. Dans l'espace de 20
jours, il fit trente immersions à 25° R., et prit le Tettuccio à la
dose assez forte de huit verres chaque matin. Le résultat obtenu
fut tel qu'il put reprendre son train de vie fatigant d'agriculteur, sans en éprouver de grands inconvénients. L'année suivante, il reprit son traitement à la suite duquel les mouvements du cœur devinrent toujours moins forts et plus ré-
guliers. Les circulations pulmonaire et aortique prirent une
allure régulière et naturelle, et les vertiges ainsi que l'angoisse
se dissipèrent.

12ème OBSERVATION.

(MALUCCELLI.)

Paralysie, suite d'apoplexie.

Maddalena Cecchini della Sambuca, d'un tempérament sec, âgée de 40 ans ou au-delà, n'avait présenté aucune irrégularité quant aux phénomènes de la periodicité, et avait paru jouir d'une santé assez bonne, lorsqu'au mois de décembre 1835, elle fut prise d'une attaque d'apoplexie. On la crut à chaque instant, pendant quinze jours, prête à expirer. Mais peu à peu elle retrouvait ses sens, et pouvait prendre quelque nourriture. Au mois de Juillet de l'année suivante, on la transporta à Monte-Catini; il y avait alors paralysie du mouvement et de la sensibilité dans tout le côté droit; elle ne pouvait proférer qu'imparfaitement quelques accents à peine articulés. Avant de commencer les bains, on lui fit prendre un fiasco d'eau du Tettuccio, ce qui fut répété tous les trois jours afin de combattre la constipation. On la supportait dans la piscine à 27° R. où elle restait une heure, et elle était soumise à un douchage de la même température et pendant un espace de temps égal. Au bout de 22 jours, la malade pouvait déjà parler, et à la fin des 30 jours du traitement elle avait retrouvé le mouvement et la sensibilité, n'éprouvant plus alors qu'un simple engourdissement des parties qui avaient été paralysées.

13ème OBSERVATION.

(MALUCCELLI.)

Paralysie incomplète du mouvement et de la parole, suite
d'un typhus pétéchial.

Olimpia Grandi de Pescia, mariée à 20 ans, d'un tempérament sanguin, fut malade de typhus pétéchial au mois de décembre 1842, maladie à l'extrême gravité de laquelle elle
eût succombé, sans les secours éclairés d'un des premiers médecins de cette ville. La maladie qui avait duré fort long
temps s'était compliquée de congestion au cerveau, tellement
que le printemps suivant au lieu de guérison, cette jeune femme
se trouva dans un état de stupidité complète, ayant perdu en
partie l'usage de la parole, et se trouvant alors avec l'ouïe et la
vue considérablement affaiblis. La malade laissait aller ses
mains, et pouvait à peine se soutenir sur ses jambes. On l'envoya alors à l'hôpital des Bains, où elle fut admise au commencement de la seconde moitié de la saison de 1835. Elle
fit, soutenue par ses compagn.. , vingt immersions et autant
de douches, ces dernières étant dirigées sur la nuque. Elle
prenait en outre quelques verres du Tettuccio chaque matin.
Déjà avant la fin du temps alloué aux malades pour rester
à l'hôpital, O. G. avait recouvré presqu'entièrement l'usage
de la parole; elle répondait assez bien aux questions, s'occupait un peu, et marchait librement. A sa seconde admission,
elle conservait encore quelques traces de sa congestion cérébrale et des conséquences de celle-ci.

14ème OBSERVATION.

(MALUCCELLI.)

Paralysie du bras droit, survenue par une cause analogue.

La même cause produisit une paralysie complète du bras droit chez une femme déjà âgée. Barbera Toci habitait aux environs de Monte-Catini. Admise à l'hospice pendant l'été de 1836, son état s'améliora considérablement au bout de 25 bains et d'autant de douches. Cette amélioration ne s'était fait sentir que quelques mois après la cure. Guérie après deux ans consécutifs de traitement, la crainte d'une récidive lui fit demander et obtenir, ce qui ne se refuse jamais, à être admise de nouveau à l'hôpital, ce dont elle profita pendant quatre saisons.

15ème OBSERVATION.

(MALUCCELLI.)

Affaiblissement des faculté intellectuelles, accident survenu à la suite de fréquentes céphalalgies.

Le Rev. Don G. Z. des S. P., de Florence, après avoir souffert pendant plusieurs années de maux de tête frequents et de beaucoup de gravité, vit ses facultés intellectuelles s'affaiblir de telle sorte qu'il lui était devenu impossible de faire le plus mince raisonnement sans se tromper sur les termes ou se trouver obligé de s'interrompre, ne pouvant alors reprendre le fil de ses idées qu'avec beaucoup de peine. C'est dans cet état qu'il vint à Monte-Catini en 1844. Son tempérament, aussi bien que l'ardeur avec laquelle cet ecclésiastique s'était livré à l'étude depuis sa jeunesse, et il était alors âgé de 62 ans, donnaient à penser que cet état de l'encéphale devait être chez lui une maladie idyopatique, bien qu'il eût éprouvé, comme antécedents, quelques troubles de la circulation ayant leur point de départ dans celle de la veine porte hépatique. Du reste, quelle qu'eût été la cause du mal, l'indication n'était pas douteuse, il fallait chercher à rétablir la circulation dans son état normal. Dans ce but, on prescrivit au malade les bains à 27° R. conjointement aux douches sur l'hypocondre du côté droit, et à l'eau du Tettuccio prise à certains intervalles et en quantités assez considérables. Ce traitement, continué pendant quinze jours, eut un tel succès, qu'on voyait le malade retrouver graduellement ses idées sous son influence, en sorte que lorsqu'il l'eût terminé il n'hésitait plus en parlant, et se sentait de nouveau tout l'entrain convenable pour achever un travail que le découragement lui avait fait abandonner quelques temps auparavant.

16ᵉᵐᵉ OBSERVATION

(MALUCCELLI.)

Paraplégie causée par une chûte.

En 1836, la voiture du Rev. Sign. I. G. curé de Collina, district de Pistoie, s'étant renversée, celui-ci fut atteint d'une forte contusion à la région des vertèbres lombaires. Outre la

douleur atroce produite par l'accident, les extrémités inférieures se paralysèrent, l'émission de l'urine fut supprimée, et
une constipation opiniâtre survint. Beaucoup de temps se passa
avant que son médecin l'autorisât à se rendre à Monte-Catini,
mais enfin en 1838, il y fut traité avec assez peu de succès
par les bains et les douches. L'année suivante le traitement
réussit un peu mieux, et le malade pouvait dès-lors se soutenir plus long temps sur ses jambes et passer son urine. Les
fonctions du ventre s'étaient rétablies avec le premier emploi
des eaux. Deux années se passèrent, sans que M. G. revint à
Monte-Catini. Cependant étant revenu aux Bains en 1843, il
dit qu'il s'était trouvé guéri après le troisième traitement, et
qu'il ne revenait à Monte-Catini qu'afin de consolider sa guérison au moyen de quelques bains et d'une nouvelle cure d'eau
du Tettuccio.

17ème OBSERVATION.

(MALUCCELLI.)

Paraplégie, suite d'une chûte.

La sœur G. V***, religieuse du couvent de St. Jean de Pistoie, fit une chûte en 1840, et bien qu'il n'y eût pas concus-
sion immédiate de l'épine dorsale, cependant le tronc resta
ployé en arrière et la malade ressentait à la région lombaire
une douleur très aiguë. Ces accidents ne l'empêchèrent cependant point de se relever et de pouvoir aller, avec l'aide d'autres sœurs, jusqu'à sa cellule. Cependant peu de temps s'était
écoulé depuis que la malade était couchée, qu'une paralysie

complète des membres inférieurs se manifesta, et que les urines et les sels se supprimèrent. Tous les soins de l'art furent
prodigués à la malade pendant l'espace de deux ans, mais en vain.
Enfin elle fut transportée aux Bains de Monte-Catini en 1842. Ici,
comme au couvent de St. Jean, ce n'était qu'avec beaucoup de
peine qu'elle pouvait se soutenir sur une chaise lorsqu'on l'y
transportait de son lit, où elle restait couchée dans l'immobilité la plus complète. Le transport de son habitation à l'Établissement ne s'effectuait qu'en lui causant des douleurs, quoiqu'il se fit à pas lents et au moyen d'une brouette sur laquelle la malade était portée. Lorsqu'elle était dans le bain
il fallait que deux aides restassent auprès d'elle pour l'y soutenir. Ce n'était qu'avec les plus grands ménagements que
l'on pouvait l'y placer et il fallait également user de toutes
sortes de précautions pour l'en sortir. L'urine coulait à peine
et par intervalles; la douleur à l'épine était très forte et augmentait au plus petit manque de précaution de la part des
personnes chargées du service de la malade. Tel était l'état
de cette malheureuse jeune fille lorsqu'elle fut placée sous
les soins du docteur Maluccelli.

On eut soin que le bain qui servait aux immersions de la
malade fut de la plus petite dimension possible afin d'en faciliter le service. L'eau ne devait pas dépasser les vertèbres
lombaires. On lui fit faire 30 bains, et 20 douches à la partie lésée; et elle prit chaque matin six verres d'eau du Tettuccio. Cependant le seul resultat apparent de ce premier traitement fut que la malade pouvait aller à la garderobe sans
s'aider de lavements.

Au commencement de l'hiver, c'est à dire trois mois après
la cure aux eaux, et lorsque l'on pensait que l'amélioration
déjà obtenue était la seule que dans un cas d'une aussi extrê-

me gravité il fût permis d'espérer, on fut très surpris de voir qu'elle commençait à se mouvoir dans sa couche, tantôt d'un côté, tantôt de l'autre; que peu de temps après, moyen-nant l'aide d'autres personnes, elle pouvait descendre de son lit; qu'ensuite elle arrivait à le faire seule; et enfin qu'elle put faire quelques pas, se sentant un certain degré de force dans les jambes.

Le médecin qui voyait la malade, convaincu des bons effets qu'avaient produites les eaux de Monte-Catini dans ce cas, insista pour que la malade retournât à l'Établissement. Elle revint donc l'année suivante à la même époque, étant alors pleine d'espérance, et faisant déjà l'étonnement de tous ceux qui la voyaient pour la seconde fois. Elle pouvait alors mar-cher dans sa chambre appuyée sur un bâton, se mettait au lit et en descendait; les extrémités inférieures avaient pres-que repris leur volume naturel, d'atrophiées qu'elles étaient auparavant; la malade n'éprouvait alors de douleur que lors-qu'elle voulait se mettre sur son séant; l'émission des urines ainsi que les garderobes étaient à peu près rentrées dans le do-maine de la volonté. L'eau du Tettuccio prise journellement, avait ramené la régularité de ces dernières; le mouvement de la voiture ne l'incommodait pas; elle pouvait se soutenir elle même dans le bain. La malade fit, cette année là, le même nombre de bains et de douches.

Avec une telle amélioration, que l'on pouvait considérer à juste titre comme le commencement d'une guérison s'il n'é-tait pas survenu d'altération dans la boîte osseuse de la moëlle épinière, on pouvait de plus espérer la disparition de la gib-bosité, laquelle, quoique non entièrement dissipée, n'empêchait plus la position verticale que la malade n'avait prise aupa-ravant qu'avec un surcroît de douleur. Tels étaient les résul-

tats obtenus lorsque la malade se rendait pour la troisième
fois aux Eaux de Monte-Catini.

18ème OBSERVATION.

(GIULI.)

Paralysie du côté gauche de la face par insolation.

M. N. accompagnait au mois de Juillet, de Florence aux
Bains de Lucques, un personnage distingué. M. N. se trouvait
exposé à l'action des rayons du soleil qui pénétraient dans la
voiture et venaient frapper directement sur son visage, lorsqu'il y éprouva des tiraillements du coté droit et s'aperçut
ensuite que le côté opposé était paralysé, puis se regardant
au miroir il vit qu'il avait la bouche tordue. M. N. était
d'une constitution faible, à fibre lâche ; son aspect était celui
d'un sujet cachectique, il avait 45 ans, était marié depuis 19
ans et père de famille ; il y avait déjà quelques années qu'il
était hypocondriaque et avait l'habitude, ainsi que cela arrive
chez ces personnes, de prendre souvent des remèdes au grand
détriment de sa santé. La personne qu'accompagnait M. N. ne
se trouvant pas satisfaite de son séjour aux Bains de Lucques,
tous deux vinrent à Monte-Catini. Les bains à la température
de 28° R. et les douches à pluie sur la partie, furent prescrits
au malade. L'eau des douches avait deux dégré de moins que
celle qui servait aux immersions, ce qui faisait qu'il en
éprouvait une sensation de froid. Le bain durait une heure,
et la douche un quart d'heure. Quatorze bains suffirent pour
vaincre la paralysie, en sorte qu'à la fin du traitement l'on
ne pouvait dire quel avait été le côté affecté.

19ème **OBSERVATION**.

(BARZELLOTTI)

Ascite.

Un sujet sexagénaire après avoir eu de fréquentes attaques de fièvres intermittentes devint hydropique. Ce fut dans cet état qu'il se rendit aux Thermes de Monte-Catini. Barzellotti hésitait à lui permettre immersions ou douches. Cependant il y consentit en lui conseillant de faire en même temps usage de l'eau du Tettuccio. Le malade se soumit volontiers à tous les détails du traitement. Cependant le résultat fut peu sensible pendant les premiers jours, bien que les urines passassent en grande abondance. Barzellotti aurait voulu que le malade suspendît son traitement, mais ce dernier quoique présentant un état de tuméfaction générale, y avait confiance, et le continua. Au bout de quinze jours le ventre commença à diminuer de volume et les jambes œdématiées devinrent moins enflées. Il retourna chez lui dans un état d'amélioration notable et on assura que depuis il s'était parfaitement rétabli.

20ème **OBSERVATION**.

BARZELLOTTI.

Ascite.

Un domestique russe, agé de 50 ans, d'une haute stature, et d'une forte constitution, eut une affection du foie à laquelle succéda une teinte ictérique générale ; puis la tympanite et enfin un état hydropique avec fièvre, vinrent s'ajouter à ces symptômes; cependant cette dernière ne fut pas constante. Ce fut dans l'un des intervalles que le malade passait sans fièvre, qu'on l'envoya aux Thermes. Il avait alors le visage jaune et enflé, le ventre distendu d'air et d'eau, le foie augmenté considérablement de volume et douleureux, les jambes œdematiées, la langue sale, la peau jaune, le pouls fébrile, sur quoi Barzellotti lui dit de bien se garder de faire usage des eaux et de retourner au plus vite chez lui à Florence. Mais celui-là n'écouta nullement les conseils de Barzellotti, qui alors commença par le purger avec l'eau du Tettuccio, dont l'usage fut suivi d'évacuations abondantes de matières jaunes et d'urines. La fièvre tomba. Alors encouragé par ce premier succès, il lui conseilla les bains des Thermes de Léopold et les douches de ce même établissement. Le malade prenait son bain le matin et faisait la douche dans la journée, sans jamais cesser de prendre l'eau du Tettuccio, et était soumis à un regime approprié. Dans peu de jours la fièvre disparut complètement, puis l'ascite, et enfin la teinte ictérique. Les jambes se désenflèrent ensuite et le foie diminua considérablement de volume. Le malade fut en état de se promener et de pouvoir voyager avant d'avoir accompli 20 jours de cure, et un mois s'était à peine écoulé, qu'il partit dans un état apparent de guérison.

21ème OBSERVATION.

(MALUCCELLI.)

Impetigo.

Le sujet de cette observation d'impetigo était un jeune homme de Monte-Catini. Antonio Paolini, âgé de 28 ans, était sujet depuis son enfance à la production dans plusieurs parties du corps, mais surtout à la face, de petites tumeurs de forme pustuleuse. Il ne s'en préoccupait que peu, car à l'exception d'une sensation de chaleur et de douleur très supportables, lorsque ces pustules avaient parcouru leur cours de peu de durée de suppuration et de dessiccation, elles ne laissaient pas même de traces dans les endroits où elles avaient existé. Les choses cependant prirent un aspect plus grave quand le sujet fut arrivé à un certain âge. En effet, lorsqu'au mois d'avril 1842 Antoine Paolini se présenta au Docteur Maluccelli, il avait alors le visage couvert de pustules dont quelques unes n'avaient pas encore suppuré, et d'autres qui suppuraient, s'élevaient au dessus de leur base à une hauteur de trois lignes environ, mais n'étaient ni contournées d'une auréole rougeâtre, ni confluentes. La poitrine et le dos ne présentaient plus qu'une vaste surface occupée ou par l'éruption, ou par les taches noirâtres que celle-ci avait laissées. Le docteur Maluccelli lui fit prendre quelques préparation de soufre à l'intérieur avec des adoucissants, mais n'obtint aucun résultat de ces moyens. La saison des bains arrivée, il lui fit commencer les immersions aux Thermes Léopoldines à 26° R. conjointement à l'usage à l'intérieur du Tettuccio, à doses fractionnées. Le malade avait fait trente immersions lorsque la fin du mois de Juillet arriva, et que la formation des pustules avait cessé pour ne plus reparaître. A la fin d'Août, pour dissiper s'il était possible les taches, restes de l'éruption passée, il fit encore des bains dont le résultat heureux, quoique non immédiat, ne se fit pas long-temps attendre.

BAIN ROYAL.

22ème OBSERVATION.

(MALUCCELLI.)

Fracture de la rotule.

Jacob Carrara, de Monte Carlo, fit une chûte dans un endroit pierreux sur le genou, d'où résulta une fracture transverse de la rotule. Lorsqu'il fut admis à l'hôpital des Bains au mois d'Août 1837, le cal qui servait d'union aux deux fragments de l'os, était très volumineux. Cette formation intermédiaire rendait les mouvements du genou tellement difficiles que Carrara ne pouvait marcher sur un terrain en pente, sans risquer de tomber à chaque instant. Les douches et les immersions dans le Bain Royal, au nombre de trente, le mirent en état de marcher à l'aide d'un bâton. Admis de nouveau à l'hôpital au mois de Juillet de l'année suivante, il en sortit pouvant marcher avec la plus grande facilité.

23ème OBSERVATION.

(BARZELLOTTI.)

Herpes croûteux.

Un ecclésiastique âgé de 50 ans, d'une faible constitution, cachectique, vit, à la suite d'une fièvre, ses jambes s'enfler et devenir douloureuses. Ensuite il survint des excoriations accompagnées de douleurs, qui se recouvraient de croûtes disposées irrégulièrement, les unes sèches, les autres humides. Au dessous des croûtes, suintait une humeur séreuse âcre et fétide,

qui, en irritant les parties voisines de la peau saine sur lesquelles elle coulait, y produisait des squames. On avait eu
recours, mais inutilement, à des moyens divers pour combattre
cette maladie. La santé du malade s'affaiblissait de plus en
plus, et le découragement et la tristesse s'étaient ajoutés à son
état. Ce malade fut alors traité par les douches du Bagno
Regio sur les parties excoriées, puis ensuite sur les pustules plus sèches; à cela on ajouta l'application des boues du
même établissement aux parties affectées. Ce traitement commença le 26 Août 1779, la douche se faisait chaque matin, et
durait une demi-heure; après cela, on recouvrait les plaies
de feuilles de plantain, et celles qui étaient moins humides
avec les boues minérales. La plus grande partie des croûtes
avaient commencé à tomber dès le quatrième jour. A celles-ci succédaient des plaies, qui causaient au malade plutôt
des démangeaisons que de la douleur. On appliquait les
boues sur ces dernières après chaque douche, et au bout
de vingt et un jours, elles étaient entièrement cicatrisées. Comme
il existait chez ce malade une complication du côté du foie,
on lui fit prendre l'eau du Tettuccio qui produisit de nombreuses garderobes. Après cela l'appétit revint, il reprit des
couleurs, les jambes retrouvèrent leur force, et le retour à la
santé fut complet.

21ème OBSERVATION

MALUCCELLI

Angine de Poitrine.

Faustino Bancini, agriculteur des environs de Florence, agé de
24 ans, d'un tempérament sanguin, fut inscrit sur les régi-

stres de l'hospice en 1839, comme étant affecté d'angine de poitrine, et comme tel, destiné aux immersions de l'Établissement du Bain Royal.

Comme on n'avait pas pu s'assurer que la diminution en force et en fréquence des battements du cœur survenus pendant le traitement hydro-minéral, aussi bien que la disparition partielle de l'angoisse et des lipothymies qui accompagnaient dans le principe les périodes de récrudescence de la maladie, fussent dûs à celui-ci, ce cas fut inscrit parmi les résultats plausibles. Rentré à l'hôpital des Bains au mois de Juillet 1840, le malade rapportait que pendant les onze mois qui s'étaient écoulés depuis son dernier séjour aux Thermes, ce ne fut qu'une seule fois qu'il fut obligé de se faire saigner, tandisque pendant les trois autres années qui avaient précédé cette époque, il avait été obligé d'avoir recours à la saignée une fois par mois, et quelquefois plus souvent selon la fréquence des paroxysmes, qui, très fréquemment alors, se terminaient par la syncope. Cette année-là, le malade fit 28 immersions au Bain Royal de demi heure de durée chacune, et prit en même temps l'eau du Tettuccio à doses modérées, de manière à avoir un nombre suffisant de garderobes faciles. A la fin de ce traitement on pouvait le considérer comme guéri, car les contractions du cœur s'exécutaient avec régularité, l'isochronisme artériel était rétabli, et l'on n'entendait plus de bruit de souffle, ou de son métallique, pendant la systole. L'année suivante, lui et son médecin attestaient qu'il avait joui d'une bonne santé dans l'intervalle. Cependant il fit une troisième cure comme mesure de précaution.

25ème **OBSERVATION**.

(BARZELLOTTI.)

Perte de la mémoire.

Un jeune homme de 30 ans, d'une famille noble, corpu-
lent, accoutumé au travail et faisant abus de café, se trouva,
à la suite de fatigues de tête et de la faiblesse qui en résulta,
avoir perdu de telle façon la mémoire, qu'il ne se souvenait
plus de son propre nom quand il voulait l'écrire. On lui prescrivit l'immersion au Bagno Regio deux fois le jour, puis
plus tard les douches à la nuque. Au bout de vingt cinq
jours de ce traitement, les effets les plus heureux commencèrent à se montrer, la mémoire revenait et le patient retrouvait
le libre exercice de ses facultés intellectuelles. Enfin, avant
d'avoir parcouru quarante jours de cure, ce jeune homme se
trouvait complétement rétabli.

26ème 27ème et 28ème **OBSERVATIONS**.

(BARZELLOTTI.)

Goutte.

Un homme d'une constitution athlétique se rendant aux Bains
de Monte-Catini pour s'y soigner de la goutte, fut pris chemin
faisant d'un fort accès. A peine arrivé, quelqu'un lui donna le
conseil de prendre un bain au Bagno Regio malgré l'accès.

La douleur diminua bientôt, le malade prit courage, fit trente bains et la goutte disparut.

Il revint aux Thermes deux ans de suite, et se guérit complétement.

Un individu souffrait de douleurs articulaires depuis quelque temps, et se rendait aux Thermes pour s'en guérir. Il fit huit immersions au Bain Royal, et eut un accès de goutte. Il continua les bains, et toute douleur arthritique ou goutteuse disparut, en sorte qu'il assure n'avoir souffert ni de l'une ni de l'autre, depuis quatorze mois.

Un autre individu d'une forte constitution et sujet à la goutte, vint à Monte-Catini où il fit des demi-bains à l'Établissement Royal. Pendant les deux ans qui suivirent, il ne fit pas de nouveau traitement. La goutte reparut une et deux fois par an, et s'accompagna de plaies aux jambes.

Barzellotti ne pense pas que l'on doive faire usage des bains, ou des douches d'eau minérale pendant les paroxismes de la maladie; il ajoute qu'en Angleterre, les médecins prescrivent les Eaux de Bath pour rappeler la goutte à l'extérieur, et que ce serait par conséquent absurde si en Italie on voulait chercher à la répercuter lorsqu'elle s'est manifestée à l'extérieur.

20ème OBSERVATION.

(BARZELLOTTI)

Œdème ancien, et Varix des Jambes.

L'œdème et les varix des jambes reconnaissent souvent la même cause, c'est-à-dire le relâchement des systèmes sanguin et lymphatique. Dans ces cas, le Bagno Regio est indiqué, à cause de ses propriétés toniques et fortifiantes.

Un paysan âgé de 40 ans, eut plusieurs attaques de fièvre périodique dans la partie basse du Val de Nievole, où l'air n'est pas très sain. Peu de temps après ces attaques, ses jambes s'enflèrent. Après des essais infructueux de divers genres, il vint aux Eaux. On lui prescrivit l'immersion des jambes dans la piscine du Bagno Regio. Au bout de quelques jours pendant lesquels le malade avait fait deux bains par jour, il n'y avait eu que peu de progrès. Cependant, après avoir persisté dans le traitement d'après le conseil de Barzellotti, les extrémités commencèrent à se désenfler, et à reprendre la chaleur naturelle qu'elles avaient perdue. Le malade ne voulut pas rester davantage à l'Établissement, content de ce qu'il avait acquis. Si cette observation ne présente pas un résultat tout-à-fait satisfaisant, elle doit au moins, dit cet auteur, faire présumer qu'un traitement eût mieux réussi chez un malade plus docile.

Une femme qui fit usage des douches et des bains au Bagno Regio pour des varix aux jambes, s'en trouva bien, mais ne donna pas non plus assez de temps à la cure pour en retirer tout l'avantage qu'on est en droit d'en attendre en pareils cas.

30ème OBSERVATION.

(MALUCCELLI.)

Angine de Poitrine.

Lorenzo Salvi, paysan des plaines de Monte-Vettolini, était sujet depuis plusieurs mois à des battements de cœur et de l'aorte ventrale. Sa respiration était un peu laborieuse son teint était pâle et cyanosé. Quelques années auparavant, il avait souffert d'un rhumatisme articulaire. On lui fit faire des immersions dans l'eau des Thermes, à la température naturelle de 25° R., et dans celle du Bagno Regio. Ce traitement, qui dura pendant les dix huit jours de son séjour à l'hospice des Bains, fut suivi d'un résultat plausible. Le malade reposait mieux, les battements étaient moins fréquents et moins forts, la peau avait pris une aspect plus vermeil. L'année suivante un traitement analogue au premier, c'est-à-dire quatorze bains aux Thermes Léopoldines, et autant au Bain Royal, dont la durée était d'une demi-heure ; en outre le malade avait fait usage, au commencement et à la fin de ce traitement, de l'eau du Tettuccio, et avait pris journellement celle du Rinfresco. Ce traitement amena le complément de la guérison, dont les progrès vers le mieux s'étaient soutenus depuis la première cure.

TETTUCCIO.

31ème OBSERVATION.

(MALUCCELLI.)

Engorgement du Foie.

Madame la Comtesse C. G. était douée d'une forte constitution et avait joui jusqu'à la fin de 1821 de la santé la plus florissante. A cette époque, qui était celle de la seconde année de son mariage, elle accoucha d'un fils. Elle avait souffert pendant sa grossesse d'une douleur incessante au niveau des fausses côtes du côté droit. Le résultat du diagnostique, qui fut fait alors de la maladie de cette dame, établit la présence d'un engorgement du foie avec augmentation notable du volume de cet organe. On chercha à attribuer la production de cette maladie à une indigestion prolongée; et elle fut soignée pendant quelques mois avec les bains d'eau simple et d'autres moyens de peu d'importance, auxquels on crut devoir attribuer quelque degré d'amélioration. Cependant cette dame fut prise, une nuit, d'une douleur si violente à la région du foie, qu'elle se crut menacée de perdre le vie. Tous les moyens mis alors en usage restèrent sans résultat; la douleur poignante, que la malade éprouvait depuis cette attaque, devint encore plus difficile à supporter, de telle sorte que l'on dut substituer au moyens trop peu énergiques dont on avait fait usage jusqu'à ce moment, une méthode de traitement plus active. Une seconde grossesse, qui était survenue en 1824, avait été plus heureuse qu'on aurait pu l'espérer. Mais il survint, pendant les couches, de violentes coliques hépatiques, jointes à des vomissements opiniâtres. Ce cortège de symptômes reparut en suite tous les deux mois et quelquefois plus souvent, surtout si la malade faisait quelqu'erreur de régime. Une année se passa de la sorte, et pendant celle qui suivit cette dame fut exempte de souffrances. A cette époque, ayant perdu un fils et étant devenue enceinte pour la troisième fois, ni l'une ni l'autre de ces circonstances n'influèrent d'une manière notable sur sa santé, en sorte que les médecins la déclarèrent guérie.

Mère une troisième fois, elle se vit à même, à sa grande satisfaction, de pouvoir nourrir son enfant, sans que ses forces parussent en souffrir. Cependant, l'enfant arrivé à six mois étant devenu malade, la crainte pour la mère de le perdre, aussi bien que les soins multipliés qu'elle lui prodigua, causèrent bientôt le retour des anciens accès de colique hépatique, à la suite desquels, entr'autres accidents, ayant vu son lait tarir, elle dut confier à des mains étrangères, l'alaitement de son enfant. Il y avait encore à cette époque un degré considérable d'engorgement du foie avec augmentation du volume de cet organe, et douleur. On eut recours à l'emploi d'un nombre considérable de sangsues, *dont l'application fut faite de manière à produire un effet dérivatif*, ainsi qu'à des remèdes déobstruants; mais tous ces moyens furent de peu de valeur pour dompter la maladie, ou même pour apporter un soulagement quelconque aux douleurs qui venaient assaillir la malade surtout pendant l'hiver. Malgré cela, elle finit par obtenir un peu de soulagement, qu'elle dut aux soins assidus dont elle était l'objet. Cependant aux printemps de 1827, la colique habituelle se présenta de nouveau, et depuis lors, jusqu'en 1829, la malade fut en proie à des tiraillements douloureux et fatigants.

Au mois de février de cette année, les symptômes prirent un plus haut degré d'intensité qu'ils ne l'avaient fait jusqu'alors, de telle sorte que la fièvre s'y étant jointe, la maladie fut traitée comme une hépatite aigue, et l'on dut pratiquer six saignées abondantes dans l'espace de vingt deux jours. A peine fut-elle guérie de cette inflammation, qu'une seconde se manifesta au mois d'octobre suivant, et que l'on ôta alors jusqu'à *onze livres* de sang à la malade. Jusqu'au printemps suivant, c'est-à-dire celui de l'année 1830, la malade n'éprouva pas de changement en mieux, marqué, et s'il survint quelque degré d'amélioration, celle-ci ne fut que de courte durée. Au mois de Juin de cette même année, retour des symptômes et même moyens employés pour les combattre. Le volume du foie avait augmenté; la douleur était devenue toutefois supportable, et cette dame se trouva dans un état de santé passable jusqu'à la fin de 1836. A cette époque, elle fut obligée de suivre son mari qui se rendait, pour y exercer un emploi, dans une ville dont l'air était humide. Ce climat ne convint point à la Comtesse C. G., qui y fut prise de temps à autre, d'accès de fièvre intermittente. A la suite de l'un de ces accès qui avait été assez grave, le ventre s'était tuméfié, et l'hypocondre gauche, ainsi que l'épigastre, étaient rénitents et durs au toucher. On lui conseilla de quitter un climat qui nuisait à sa santé, et de retourner dans son pays. Ce qu'elle fit. Mais l'empâtement de la rate, et les angoisses de son état ne firent qu'augmenter. On pratiqua alors de nombreuses saignées qui ne furent suivies d'aucune amélioration. Dans cet état de choses, des affaires de famille la rappelèrent dans la ville qu'elle avait dû quitter, mais où une violente inflammation d'entrailles compliquée de péritonite, ne tarda pas à se déclarer. A la suite de ces accidents, survint une augmentation du volume de l'abdomen comparable à une grossesse à terme.

Tel était l'etat de Madame G., lorsqu'elle se rendit aux Eaux de Monte-Catini en 1837. Les extrémités supérieures dans un état considérable d'émaciation, les inférieures œdématiées ; sujette à des vomissements fréquents, composés de bile pure, lorsque la malade n'avait pas d'aliments à rejeter, il y avait chez elle constipation opiniâtre, le visage était de la plus grande pâleur, des accès de fièvre survenaient à l'improviste, ajoutez à cela, inappétence, prostration extrême des forces, et, malgré une si grande complication de maux, une disposition d'esprit et un courage qui lui faisait entreprendre avec confiance le traitement que le docteur Maluccelli se proposait de lui faire suivre. Ce traitement devait consister à prendre journellement un *fiasco* (huit livre 4 onces, ou 100 onces d'eau environ) de l'eau du Tettuccio, à la première administration duquel, on ajouta une once de sel d'Epsom. On fit choix du bain des Thermes Léopoldines pour les immersions et les douches. On dirigeait ces dernières tantôt sur l'un, tantôt sur l'autre des hypocondres, ainsi que sur toute la surface abdominale, et tous les trois jours la malade prenait un lavement avec l'eau de la même source. L'eau du Tettuccio, aussi bien que les lavements, produisirent pendant un mois des selles abondantes composées de matières bilieuses et fétide, et de mucosités, mais sans douleur ni ténesme. L'immersion durait une heure, et la malade en éprouvait chaque fois du soulagement. La première douche *voilée* ou *médiate*, ainsi que les suivantes sur la surface à découvert, furent bien supportées. Le traitement ne souffrit d'interruption que lors de l'apparition des crises naturelles qui furent d'un heureux augure. Une fois le traitement poursuivi avec régularité, la fièvre cessa et il n'y eut plus qu'une légère augmentation dans la fréquence du pouls à l'heure de la digestion. L'amélioration marchait avec les progrès de la cure, et déjà l'abdomen devenu plus souple avait diminué de volume. On n'eut recours à aucun autre moyen en dehors de l'usage des eaux, si ce n'est que l'on fit prendre à la malade, sur la fin du traitement, quelques grains des pilules purgatives del Quercetano (composé d'aloes, de gomme ammoniaque, et de myrrhe, *Pharm. de Campana*), lorsque l'eau du Tettuccio n'amenait plus de selles suffisamment abondantes.

A son retour chez elle, toute espèce de remède fut mis de côté, seulement la malade continua à prendre quelques verres du Tettuccio, qu'on lui avait conseillé de ne pas suspendre tout-à-fait. Au mois d'Octobre, les progrès qu'elle avait faits à Monte-Catini continuaient à se soutenir, et enfin au mois de Mars 1838, toute trace du gonflement du ventre avait disparu.

Quelques personnes se refusant à l'évidence, voulurent que le mieux inattendu survenu dans la santé de cette dame, fut dû à son retour dans ses foyers, bien que la malade elle même, fût persuadée à juste titre, que c'était aux eaux de Monte-Catini qu'elle devait le changement extraordinaire qui s'était manifesté chez elle. Madame G. revint l'année suivante à Monte-Catini, dans un état qui fit l'étonnement et l'admiration de tous ceux qui l'avaient vue l'année auparavant.

32ème OBSERVATION

(MALUCCELLI.)

Hépatite calculeuse.

Maddalena Bennini de Gallazzo, âgée d'environs 50 ans, d'un tempérament sanguin, après avoir été exposée, ayant chaud, au froid humide d'une mauvaise habitation, fut prise de fièvre avec douleurs lancinantes au niveau des fausses côtes du côté droit; en un mot de tous les symptômes d'une hépatite aigüe. Après que l'acuité du mal eût cédé aux saignées et à d'autres moyens, il resta à la femme Bennini une douleur fixe à la region du foie qui se faisait sentir jusqu'a l'omoplate. Elle était sujette à des vomissements fréquents, il y avait constipation, et celle-ci s'alternait avec une diarrhée abondante; la peau avait une teinte sub-ictérique, elle avait souvent de la fièvre, et avait perdu toute ses forces. Tel était l'état de la malade, quand elle fut admise à l'hôpital des Bains au mois de Juillet 1839. Elle dut faire deux immersions par jour aux Thermes de Léopold

mais les douches ne firent pas dans ce cas partie du traitement; en même temps la malade prenait l'eau du Tettuccio
à la dose de douze verres chaque matin dans l'espace d'une
heure. Lorsque le ventre était dur et rénitent, on avait recours aux lavements, dont elle ne prit cependant que quatre,
et que l'on prolongeait pendant l'espace d'une demi heure
(douches internes). A son départ, l'état de cette malade était
quelque peu amélioré, mais cependant pas assez pour pouvoir
être rangé parmi les résultats *plausibles*. L'année suivante
le docteur Matalini, qui l'avait soignée, et l'avait envoyée aux
Eaux, lui conseilla d'y retourner pour hâter une guérison que
l'on avait tout lieu d'attendre d'un second traitement. A la
fin de celui-ci, c. a. d. en 1840, le docteur Maluccelli pouvait
presser plus fortement sur la région du foie sans produire de
douleur, la Bennini avait repris son teint naturel, et l'estomac
à peu près son activité accoutumée, les fonctions digestives en
général se faisaient naturellement.

M. Bennini revint encore pendant les deux saisons suivantes aux Thermes, où elle fit un usage modéré des eaux afin
de consolider sa guérison.

33ème OBSERVATION.

(MALUCCELLI.)

Hépatite calculeuse.

Mad°. M. D*** de Livourne, d'un tempérament lymphatique,
âgée de 40 ans, souffrait depuis plusieurs années d'hépatite
chronique lorsqu'elle vint en 1834 à Monte-Catini. Le foie
dépassait les fausses côtes, et cette région était dure et dou-

loureuse à la pression, et les douleurs que la malade y ressentait, étaient très vives et accompagnées depuis quelque temps
de tiraillements, et survenaient, par intervalles, avec beaucoup
d'intensité. En même temps elle était sujette aux nausées, avait
de la cardialgie, des vomituritions, le pouls était plus faible,
et elle présentait d'autres phénomènes spasmodiques. Pendant
ces accès, il y avait constipation, ou si l'on avait recours à des
purgatifs, ceux-ci ne produisaient que des selles peu abondantes et de couleur cendrée; le teint de la malade devenait tous
les jours moins coloré. Que l'on eût, ou pas, soupçonné avant
que cette dame vint aux Eaux, l'existence des calculs biliaires, toujours est-il que l'usage du Tettuccio à la dose d'un
fiasco tous les matins, amena le dégagement d'un grand nombre de ces calculs dont les uns étaient assez gros et les autres
plus petits, et tantôt lisses ou présentant des aspérités et des
surfaces anguleuses et une teinte d'un vert clair. Malgré l'expulsion de ces calculs, pendant les premiers dix jours de l'usage
de l'eau du Tettuccio conjointement aux bains des Thermes
de Léopold, il n'y eut de diminution notable ni dans l'intensité
des douleurs, ni dans la fréquence de leur apparition.

Si donc la malade eût alors suspendu le traitement, son observation aurait suffi seulement à montrer l'efficacité de l'eau
du Tettuccio à expulser les calculs biliaires. Mais Madame M.
D*** ayant persisté dans le double emploi de cette eau à l'intérieur et des immersions Léopoldines pendant plusieurs saisons de suite, obtint bientôt une diminution dans la force et
la fréquence des symptômes de sa maladie, et enfin une guérison complète.

31ème OBSERVATION.

(MALUCCHLLI.)

Epilepsie symptomatique d'un dérangement des fonctions hépatiques.

Le Capitaine J. del P., de Pise, était depuis 5 ans sujet à des accès épileptiques qui revenaient à de fréquents intervalles et avec beaucoup de violence. L'un de ces accès avait été suivi d'une hemiplégie. Il y avait des raisons pour penser que l'affection était symptomatique d'un état fonctionnel anormal du foie. On l'envoya à Monte-Catini en 1836, où après avoir fait usage pendant les trois premiers jours de l'eau du Tettuccio à l'intérieur, on ajouta comme complément de celui-ci les immersions Léopoldines et la précédente prise au repas. Un accès survint pendant la durée du sizième bain. On l'en retira aussitôt, non sans peine. Le malade était étendu dans un état de torpeur et d'insensibilité complètes; tout son corps s'agitait dans de violentes convulsions, la langue fut saisie par un mouvement spasmodique de la mâchoire, et une écume mêlée de sang lui sortait de la bouche. C'était avec la plus grande difficulté que quatre personnes pouvaient le tenir sur un sopha, d'où de violentes contractions, pendant lesquelles le tronc du malade se trouvait fortement courbé en arrière, tendirent plus d'une fois à le déplacer; le pouls était fréquent et irrégulier, la respiration stertoreuse, les veines jugulaires gonflées, le visage livide, et l'œil hagard. Le paroxysme qui avait duré une heure, laissa pendant plus d'une demi heure ensuite le malade dans un état d'immobilité et comme s'il sortait d'un profond sommeil. En suite il commença à pousser des soupirs et à s'agiter en divers sens; alors on le reconduisit à sa demeure où bientôt il ne se resouvint plus de ce qui lui était arrivé et reprit sa gaité habituelle. Il avait passé la matinée avec des amis dans la meilleure humeur jusqu'au moment du bain. Son domestique fut la seule personne qui prévit l'arrivée de l'accès, et qui appela à temps du secours sans lequel le malade eût peut-être péri submergé.

Un examen attentif du malade ayant fait reconnaître un état d'hyperhémie du foie, on s'appliqua à le combattre par l'usage intérieur et journalier, et souvent répété, de l'eau du Tettuccio, ainsi que des bains et des douches voilées. Comme l'hémiplégie avait déjà cédé sous l'influence du traitement, et que les fonctions du foie se faisaient d'une manière passable, le capitaine del P. partit alors des Thermes. L'année suivante il y revint dans un état apparent de guérison, n'ayant eu depuis qu'un seul accès, et fut regardé comme guéri, aucun ne s'étant présenté depuis lors.

35ème OBSERVATION.

(MALUCCELLI.)

Épilepsie.

N. Meloni Bolonais, âgé d'environ 40 ans, d'un tempérament sec et nerveux, ayant le teint d'un aspect terreux, était depuis sa jeunesse sujet à de fréquentes attaques d'épilepsie qui revenaient surtout au printemps et en automne. Bien qu'il ne sût pas donner avec une grande exactitude l'histoire de sa maladie, il rapportait cependant qu'il éprouvait, de temps à autre, une douleur intense qui avait son siège à l'hypocondre droit, qu'ensuite il était pris de vertiges, puis de la perte totale des sens, tandis qu'au dire d'autres personnes témoins des paroxismes, le malade continuait dans cet état en agitant ses membres et en écumant de la bouche pendant plus d'une heure. A la suite des accès il lui prenait une envie irrésistible de dormir et il éprouvait une lassitude générale accompagnée de mal de tête. Le docteur Maluccelli ignore si la présence de calculs biliaires, que paraissaient dénoter les douleurs vives et fréquentes, les déjections de matières bilieuses et le teint sub-ictérique du malade, avait été reconnue par les médecins qui l'avaient envoyé à Monte-Catini. La région du foie explorée, présentait du côté droit, de la dureté et de la douleur à la pression. Les spasmes qui précédaient les paroxismes épileptiformes s'étendaient du foie à l'épigastre, où le malade les ressentait avec le plus de violence. Le malade fut mis à l'usage du Tettuccio à hautes doses, joint aux bains des Thermes, et aux douches ; pendant les quinze jours de son traitement il prit 28 bains. L'eau du Tettuccio donnait lieu à des évacuations verdâtres, et durant son emploi il fut exempt de douleur et n'eut pas non plus d'accès. Lorsque le malade se représenta de nouveau deux ans plus tard à l'Établissement, la région du foie n'était plus douloureuse à la pression, les fonctions de ce viscère étaient graduellement revenues à leur état normal, et il suffit alors de dix jours de cure pour consolider tout-à-fait la guérison.

Le docteur Maluccelli rapporte encore six cas d'épilepsie qu'il a vus guérir à Monte-Catini.

36ème **OBSERVATION.**

(BARZELLOTTI.)

Dysenterie.

Il y a environ dix ans, dit le D.r Livi, que, ayant à traiter une dysenterie, je prescrivais à mon malade l'eau du Tettuccio à prendre pendant quatre jours à la dose de trois flacons (fiaschi) chaque matin, dès le premier jour mon malade me dit que son urine était trouble. En l'observant je vis que ses yeux avaient une teinte ictérique, ce dont je ne m'étais pas aperçu le jour précédent. Je lui fis continuer son eau pendant trois autres jours, après lesquels il revint vers moi tout-à-fait guéri de sa dysenterie et de son ictère. Depuis lors, je l'ai souvent prescrite dans les mêmes cas, et la plus grande partie de ceux qui en ont fait usage ont guéri. Elle m'a réussi aussi bien en hiver, et au milieu de grands froids.

37ème **OBSERVATION.**

(BARZELLOTTI.)

Vomissements noirs.

Un homme de 30 ans, à la suite de chagrins, fut pris d'une cardialgie opiniâtre, qui fut suivie de vomissements de matière noirâtre en quantité prodigieuse. Nausées, digestions difficiles, crampes générales (stirature universali) et une diminution notable des forces, furent les symptômes qui, en prenant chaque jour plus de développement, vinrent s'alterner avec l'apparition des vomissements noirs. Tous les moyens mis en usage avaient été sans effet aucun pour arrêter les progrès de cette maladie. On conseilla alors au malade d'aller prendre l'eau du Tettuccio dont il but chaque matin à jeun douze livres. On y ajouta le premier jour une certaine quantité de sel d'Epsom. Il commença la cure le 11 Août 1780. Il la continua pendant huit jours, en buvant chaque jour ses douze livres d'eau. L'eau eut le double effet de provoquer les vomissement, et de donner lieu à des évacuations de matière noirâtre. L'état du malade ayant subi peu de changements, au bout de ce temps on lui ordonna, conjointement à l'usage interne du Tettuccio, les douches avec l'eau des Thermes Léopoldines à l'épigastre. Au bout de six jours, les garderobes devinrent plus abondantes, et les vomissements diminuèrent aussi bien que les douleurs de ventre. Il y avait cependant encore de la cardialgie et des nausées, bien que l'état fonctionnel du tube digestif fût en général amélioré. On réduisit la dose de douze livres d'eau du Tettuccio à neuf, et l'on fit porter les douches sur une surface plus étendue, en y comprenant la région du foie. Après six jours de ce traitement les évacuations étaient presque naturelles; le vomissement cessa et l'appétit revint. L'état du malade s'améliorait chaque jour, et vers la fin du traitement la douche du Bagno Regio ayant été substitué à celle de l'eau des Thermes, ce sujet se trouvait suffisamment rétabli le six Septembre pour pouvoir retourner chez lui.

35ème OBSERVATION.

BARZELLOTTI.)

Diarrhée invétérée.

Une femme d'environ 30 ans, corpulente, après avoir souffert de coliques, fut prise d'une diarrhée qui résista à tous les
secours de l'art. On lui conseilla d'aller à Monte-Catini en lui
recommandant surtout la source du Tettuccio. S'y étant ren-
due en 1820, après quelques jours d'essais infructueux avec le
Tettuccio, Barzellotti lui fit prendre les bains des Thermes
puis en suite ceux du Bagno Regio. Puis des lavements et les
douches sur l'abdomen. Bien que la malade fit ce traitement
pendant 20 jours, la diarrhée n'en continua pas moins et per-
sista pendant l'automne et l'hiver suivant.

Les habitants des Maremmes, dit Barzellotti, ont l'habitude
de se rendre après les récoltes aux Thermes de Monte-Catini
où ils boivent de grandes quantités d'eau du Tettuccio. Ils y
prennent aussi volontiers quelques bains et des douches.

RINFRESCO

OU

SOURCE DE MÉDICIS

30ème OBSERVATION.

(MALUCCELLI.)

Affection chronique de la muqueuse gastro-intestinale.

Pierre Arrighetti, âgé de 60 ans environ, d'un tempérament nerveux, d'un visage pâle et d'une maigreur assez prononcée, avait été longtemps malade avant de se rendre à Monte-Catini en 1838. Il accusait alors une douleur déchirante à l'épigastre qui s'étendait à l'hypocondre gauche, et qui était souvent accompagnée de tranchées. On sentait, çà et là, en le palpant, que le tissu cellulaire sous-tégumentaire était atrophié; on s'appercevait aussi d'irrégularités dans certains points, qui cependant n'existaient pas toujours. Cet homme souffrait au moral, et ses forces étaient notablement diminuées. Souvent dans le jour il passait des matières noires, quelquefois entièrement liquides, quelquefois poisseuses et émettant une odeur acide.

Il fut mis à l'eau de la source de Médicis qu'il prenait à de longs intervalles à la dose de six verres par jour; son estomac étant d'une eccessive irritabilité, il n'en put pas supporter une plus grande quantité. Les effets immédiats des premières doses furent des évacuations teintes d'un sang noir. Le malade prit pendant trois jours l'eau du Tettuccio, qui fut suivie d'évacuation de bile verdâtre, puis plus claire, lorsqu'enfin cette eau sortait du corps sans presque avoir subi d'altération. La dose ayant été portée à un fiasco (100 onces d'eau), il n'y eût plus, comme avant, d'évacuations immodérées, et les douleurs devinrent plus supportables. Il reprit de l'appétit, put manger de la viande; n'ayant éprouvé auparavant pour ce genre de nourriture que du dégoût. Cette amélioration s'était manifestée dans le court espace de douze jours pendant lesquels il avait pris un nombre égal de bains, à la température de 27° R. aux Thermes de Léopold.

10ème **OBSERVATION**.

(MALUCCELLI.)

Autre forme d'affection chronique de la muqueuse gastro-intestinale.

Bien que les maladies qui intéressent à un certain degré les tissus organiques et qui, par leur durée, finissent par en user la texture, soient considérées comme d'une guérison difficile ou lorsqu'elles guérissent soient sujettes à des récidives, le docteur Maluccelli a eu cependant à traiter quelques cas de ce genre par les eaux de Monte-Catini avec des résultats assez heureux, pour lui faire porter le plus souvent un pronostic favorable lorsque des cas pareils se présentent à son observation.

Telle était la nature de la maladie dont souffrait la Marquise T. M*** de Pérouse, qui fut aux Eaux de Monte-Catini au mois de Juin 1844. Jeune épouse et mère, elle portait, d'après la relation de son médecin, depuis son enfance le germe de la maladie dont elle était atteinte depuis plusieurs années et qui s'était montrée sous la forme de fréquentes attaques d'inflammation d'entrailles. Deux fois elle essaya des bains de mer, mais sans aucun bon résultat. Au mois d'Avril de cette même année, survint une inflammation subaigue du foie pour laquelle les moyens les plus énergiques, tels que préparations mercurielles, l'iode, furent mis en usage, mais furent poussés trop loin. Lorsque cette dame vint à Monte-Catini, elle était pâle, d'un degré considérable de maigreur avec œdème des extrémités inférieures, et les évacuations alvines étaient d'une couleur cendrée; l'abdomen était très développé; le foie ne paraissait que peu ou nullement engorgé, le système lymphatique offrait un certain degré d'empâtement dans divers points de son étendue, comme c'était le cas pour les ganglions mésentériques et inguinaux. Le pouls était vif et nerveux, il y avait inappétence et dysphagie; douleur et angoisse d'estomac après les plus légers repas, les garderobes qui étaient plus fréquentes la nuit que le jour, étaient précédées de colique et de flatuosités. Tous ces symptômes prenaient plus de gravité à l'approche des temps critiques. Alors survenaient des lypothimies et des convulsions, et force était de suspendre l'usage à l'intérieur de l'eau minérale, ainsi que les bains. La malade avait commencé son traitement par de petites quantités d'eau du Tettuccio mêlées à du bouillon; quelquefois on la remplaçait par l'eau de la source de Médicis, surtout si les évacuations produites par la première étaient trop abondantes. Après cela, la malade prenait un bain à l'Établissement du Tettuccio que l'on ne faisait durer que quelques minutes; bain qu'elle supportait le mieux à la température de 30° R. Elle fit ainsi seize bains que l'on suspendit quelquefois suivant la tolérance et que l'on fit durer jusqu'à dix huit minutes, à une température moins élevée. Elle continua sans interruption l'usage interne des eaux du Tettuccio et du Rinfresco pendant les vingt jours qu'elle passa au bains. La soif de la malade étant assez considérable, elle prenait pour l'étancher l'eau du Rinfresco s'en servant ainsi comme de boisson pendant le jour et aux repas. L'appétit revenait, les selles étaient moins fréquentes, moins liquides et plus naturelles; les douleurs se faisaient sentir avec moins de fréquence, le teint reprenait de la vivacité. Quelque temps après que cette dame avait quitté l'Établissement, le professeur Purgatti qui l'avait recommandée aux soins du docteur Maluccelli, écrivait à ce dernier que son état s'était assez amélioré pour qu'il lui fut permis d'espérer de la voir arriver à une guérison complète.

11ème OBSERVATION.

(BARZELLOTTI.)

Hystérie.

Une jeune fille de 18 ans, fut contrariée par ses parents dans une inclination. Par suite, troubles physiodynamiques et hystérie. Elle éprouvait des serrements aux hypocondres, avait la boule hystérique, était sujette à des accès de suffocation et à des tremblements dans les membres. Venue au Bains en 1820, Barzellotti lui prescrivit l'usage interne de l'eau du Tettuccio conjointement aux immersions dans le Bain de Médicis auxquelles elle ne se soumettait que contre son gré. Après un certain nombre de bains tout changea en mieux. Les phénomènes sus-mentionnés retrouvèrent leur équilibre, les accidents hystériques cessèrent presqu'entièrement, elle reprit des couleurs, en un mot la guérison parut prochaine. Elle revint à Monte-Catini l'année suivante plutôt par mesure de précaution, car son état avait changé du tout au tout.

12ème OBSERVATION.

(BARZELLOTTI.)

Hystérie.

Une jeune épouse eut une grossesse difficile pendant laquelle sa santé s'altéra. Elle accoucha pourtant heureusement, mais elle ne tarda pas après ses couches à maigrir, et devint irascible et méticuleuse. Elle était jalouse de son mari sans motif, et avait des accès de couvulsions à la moindre chose; d'autrefois c'était des serrements à la gorge, des étouffements, et elle offrait alors tout le cortège des symptômes d'une affection hystérique incomplète. Ce fut dans cet état qu'elle vint aux Eaux en 1820. Elle commença à prendre les bains à l'Établissement des Thermes, Barzellotti lui conseilla de préférence ceux du Rinfresco auxquels elle ne se soumis qu'à contre cœur. Au bout de quelques bains, elle commença à gagner au moral, devint moins timide, gagna des forces, reprit de la tranquillité d'esprit, et les autres symptômes nerveux diminuèrent notablement. Elle partit des Bains, après un mois de traitement souvent interrompu, dans un état de santé plausible.

13ème **OBSERVATION**.

(MALUCCELLI.)

Albuminurie.

Un jeune homme de 20 ans, d'un tempérament lymphatique, né de parents sains, eut une fièvre pendant l'automne de 1840 dont il se guérit mal. La convalescence avait été longue et le sujet était resté long-temps faible, ce qui donna à penser que quelqu'organe interne important était le siège d'un travail morbide. Un examen attentif fit découvrir dans l'urine du malade la cause du retard apporté à son rétablissement. Celle-ci, dont l'émission revenait fréquemment, contenait une substance blanche d'apparence laiteuse, qui se reposait par le refroidissement au fond du vase, sous la forme de grumaux floconneux. Le malade était reduit à un état de faiblesse qui allait toujours croissant et tendant à une hydropisie générale. Venu à Monte-Catini en Juillet 1843, le docteur Maluccelli lui trouva un aspect cachectique, un air mélancolique, et une humeur taciturne. Il avait les éxtremités inférieures œdématiées, accusait une sensation incommode à la région lombaire ; les urines, assez abondantes, étaient jaunes. Il avait la gorge sèche, de l'inappétence, de la constipation; et avec tout cela présentait un état général d'atonie. Du reste le sujet n'éprouvait aucun trouble du côté de la respiration et de la circulation. L'eau de Médicis était surtout indiquée. On la lui fit prendre à la dose de quatre verrées le matin à jeun; il en prenait en outre à table, pendant le jour, et le soir. Quant au traitement externe, on lui faisait prendre des bains avec l'eau du Tettuccio portée à une chaleur modérée.

Au bout de vingt quatre jours du traitement, s'il n'y avait pas guérison, il y avait cependant un grand degré d'amélioration, lequel se faisait remarquer surtout dans les fonctions digesstives. La disposition d'esprit de ce jeune homme avait éprouvé un changement favorable; le gonflement des membres avait disparu, et ceux-ci avaient repris de la force, les urines étaient moins troubles. Somme toute, une guérison complète semblait prochaine.

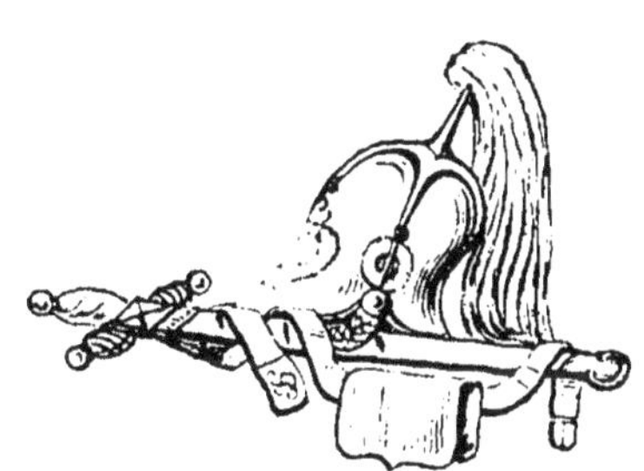

RÉSUMÉ

DE L'ANALYSE

DE L'EAU SALINE IODURÉE DE CASTROCARO

ET DE SES PROPRIÉTÉS THÉRAPEUTIQUES

APPLIQUÉES AU TRAITEMENT SPÉCIAL

DES MALADIES DU SYSTÈME GLANDULAIRE, ET DES SCROFULES,

PAR LE D.ʳ ANTOINE TARGIONI-TOZZETTI

PROFESSEUR HONORAIRE DE L'UNIVERSITÉ I. ET R. DE PISE, PROFESSEUR
DE CHIMIE TECHNOLOGIQUE ET DE BOTANIQUE MÉDICALE A FLORENCE,
MEMBRE DE PLUSIEURS SOCIÉTÉS SAVANTES ITALIENNES ET ÉTRANGÈRES
ETC., ETC.

NOTICE TRADUITE DE L'ITALIEN

par

ROBERT MAUNOIR, D. M.

CASTROCARO.

Castrocaro, petite ville bien bâtie de la Romagne Toscane, et jouissant d'une position agréable et salubre sur le penchant des collines tertiaires du versant des Appennins qui regarde le Grand-Duché, est située dans la vallée de Montone sur la rive gauche de la rivière de ce nom, et se trouve sur la route royale de Florence à Forli. Elle est à un mille à l'est de la Terra del Sole, et à cinq de Forli. A un demi mille de Castrocaro, on trouve une *petite vallée* dite *della Rupe de' Cozzi*, dans laquelle, au point de jonction des eaux du *Rio delle Fontanelle* et du *Rio Salso*, existent plusieurs sources d'eau salée. Le terrain y est formé comme celui des collines adjacentes, de l'argile bleue subappennine des géologues français qui alterne avec des bancs de tuf conchylien, irrégulièrement superposés à un calcaire argileux et schisteux, dit *galestro*, qui forme la base de ces collines. Pendant les temps secs une grande quantité de sel marin apparait à la surface de ces stratifications. On rencontre encore des signes manifestes du dégagement de gaz acide sulphydrique, plusieurs des sources d'eau saline en contenant, et étant aussi, par conséquent, sulfureuses.

C'est au dessous de ces calcaires coquilliers, qui s'élèvent à 93 mètres au dessus du niveau de la mer, que jaillit l'eau de Castrocaro dont les sources principales furent, il n'y a pas long-temps, réunies et conduites dans un même lieu. Il en est beaucoup d'autres mélangées à celles-ci qui contiennent du gaz acide sulphydrique, du fer etc., mais ces dernières ont été soigneusement éloignées de celles qui servent aux usages de la médecine parcequ'elles leur communiquaient une saveur désagréable, et les rendaient troubles et sales.

Personne avant le professeur A. Targioni-Tozzetti n'en avait exposé les propriétés chimiques, ou n'y avait constaté la présence de l'iode en quantité considérable. Le professeur A. T. T. trouva, en 1830, que ces eaux contenaient l'iode en grande quantité, puis confirma cette première découverte en 1833 et 35, et s'en servit dans les maladies scrofuleuses. Comme aujourd'hui le propriétaire de ces sources, le docteur Nicolas Frassineti les a réunies et disposées de manière à ce qu'elles puissent facilement servir aux usages de la médecine, le Professeur de Florence, après avoir complété le cours de ses observations et de ses expériences sur la composition chimique de cette eau, a été dès lors à même d'en publier une analyse exacte.

Cette eau est limpide, et se maintient dans cet état, exposée à l'air pendant un temps indéterminé, et sans subir aucune altération dans sa composition. Elle est froide, c. a. d. que sa température est celle de l'air ambiant; sa saveur est très salée et assez désagréable, et elle a une odeur *sui generis* qui varie suivant certaines circonstances; sa pesanteur spécifique est de 1,0288.

Nous nous abstiendrons de présenter ici les détails des expériences que le Prof. A. T. T. a instituées dans le but d'apprécier la nature de l'eau de Castrocaro; nous dirons seulement que ce savant naturaliste y a trouvé le gaz acide carbonique, l'acide sulfurique, le chlore, l'iode, le brôme, la soude, la chaux, la magnésie, le fer, une matière organique etc., et en a exclu la présence des acides fluoriques, phosphoriques, et chlorique, ainsi que celle de la potasse et de l'alumine etc.

Pour passer ensuite à l'analyse quantitative, nous nous contenterons de rapporter les résultats qui furent obtenus, en réunissant d'après leurs éléments et la proportion de ceux-ci, suivant les tables de *Rose,* tous ces produits, tels qu'ils figurent dans la table suivante.

TABLEAU SYNOPTIQUE

INDIQUANT LA COMPOSITION CHIMIQUE

DE L'EAU MINÉRALE SALSO-IODIQUE

DE CASTROCARO.

		Dans 1 Livre	Dans 1 Litre
Chlorure de sodium.	Grains	292, 7892	886,5006
Iodure ———————	»	0, 7177	2,1730
Bromure —————	»	0, 0472	0,1429
Sulfate de soude.	»	12, 8479	38,9006
Charbonate de chaux	»	3, 4400	10,4156
Carbonate de magnésie	»	1, 6692	5,0539
Silice, fer et matière organique etc .	»	1, 4888	4,5078
Som. Tot.	Grains	313, 0000	947,6944

Elle contient, en outre, quelques traces de gaz acide carbonique uni à une légère quantité d'air atmosphérique. D'autres sources voisines que l'on en a séparées, contiennent du gaz acide sulphydrique.

Si l'on fait attention à la quantité considérable des chlorure, iodure, et bromure de sodium contenus dans cette eau, quantité qui dépasse de beaucoup les autres sources d'eau salines contenant de l'iode connues en Italie (25), on n'aura pas de

(25) On cite comme contenant l'iode parmi les eaux minérales de l'Italie, celles d'Aix en Savoie dans lesquelles le professeur *Cantu* fut le premier à les découvrir; puis ensuite *Bonjean*; mais même d'après les analyses de ces chimistes elles n'en contiendraient que des *traces;* les eaux de Sales en Provence, de Joguera, en contiennent aussi des traces dont la présence fut constatée par M. Angelini. Le professeur Cantu en a trouvé en quantité un peu plus marquée dans l'eau de Piova, département de Montilio en Pièmont. L'auteur lui même en a reconnu la présence, mais jamais en quantité aussi considérable que dans les eaux de Castrocaro, dans plusieurs sources de la Toscane. Les sources qui se rapprochent le plus de la composition de l'eau de Castrocaro sont en Europe: la source d'Adelaïde à Heilbrunn près de Munich, analysée par Barruel en 1843, et qui contient par chaque litre d'eau, indépendamment du chlorure de sodium et d'autres sels analogues à ceux de la source qui nous occupe, Grains 1,828 d'iodure, et 0,691 de bromure de sodium. Aux États-Unis, les sources de Saratoga, de Balton dans la Nouvelle York, lesquelles, d'après l'analyse de *Steel* faite en 1831, en contiennent par chaque *gallon* ou quatre litres d'eau, depuis Grains 1,30 jusqu'à Grains 5,80, outre les bromure et chlorure de sodium. On cite encore comme eaux iodurées, celles de Hall dans le Tirol, de Salliez dans les Pyrénées, de Cheltenham et de Gloucester en Angleterre; mais l'iode s'y trouvet-il en quantités appréciables? ou ces différentes sources n'en contiennent-elles que des traces plus ou moins

peine à prévoir leur utilité dans les affections du système glandulaire et dans les différentes formes de maladies que revêt la diathèse scrofuleuse. Le Professeur Targioni-Tozzetti commença à la prescrire sous forme de bains en 1838, et engagea d'autres médecins de Florence et les docteurs Taddei Gravina médecin à la Rocca S. Casciano, et Barbaciani à Forli, à en faire autant, et tous furent contents de leurs essais. Il l'a administrée depuis, tant sous forme de bains qu'en boisson, avec les plus grands succès. Il rapporte des histoires d'individus affectés d'indurations glanduleuses et amaigris, et présentant diverses altérations locales de beaucoup de gravité de nature scrofuleuse, qu'il a vus guérir par ce moyen. Il l'a aussi donnée à l'intérieur à la dose de deux onces par jour, pour détruire certains empâtements des ganglions lymphatiques du col ; il a vu se dissiper des petites tumeurs cystiques des paupières, en baignant fréquemment ces parties avec cette eau. Il pense aussi que son usage tant interne qu'externe pourra être utile dans le goître, dans les tumeurs blanches, dans les engorgements et les indurations chroniques de l'utérus, dans certaines affections squirreuses, dans le spina ventosa, et dans beaucoup d'autres cas dans lesquels on a trouvé l'iode si utile. Ensuite, comme cette eau contient, unis à l'iode et au brôme, une quantité considérable de chlorure de sodium, elle sera avantageuse dans les engorgements des viscères abdominaux et spécialement du foie, et pourra par conséquent remplir les mêmes indications

sensibles, comme il en est de presque toutes les eaux salines qui sourdent dans les terrains tertiaires?

Au catalogue d'eaux iodurées qui précède, l'on peut ajouter celles de Monte-Catini et de la Porrette, ainsi que les diverses analyses de ces Eaux nous l'ont fait voir. R. M.

que l'eau de mer et les autres sources d'eaux minérales salines (26).

On a retrouvé l'iode dans les urines de personnes qui
avaient bu jusqu'a vingt huit onces d'eau de Castrocaro.

(26) Les principes constituants de l'eau de mer diffèrent un peu,
suivant qu'on la prend à la surface ou à une plus ou moins grande
profondeur. Le chlorure de sodium est le principe dominant; il s'y
trouve en quantité variable. L'eau de l'Océan est en général plus salée
dans l'hémisphère boréal que dans l'hémisphère austral; elle est d'autant plus salée qu'elle est prise plus profondément. Les petites mers
sont moins salées que les grandes: ainsi l'Océan l'est plus que la Méditerranée, les mers Noire et Caspienne. Outre le chlorure de sodium,
on a trouvé dans l'eau de mer de la potasse et de l'ammoniaque (Mar-
cet), de l'iode (Kruger, Laurens), du brôme (Balard). D'après les
nombreuses analyses qui ont été faites dans plusieurs pays, il est évi-
dent que le degré de saturation des eaux de la mer n'est pas le même
dans les différentes latitudes. *Patissier, Manuel des Eaux Minérales Naturelles*. Paris, 1837, pag. 499.

Le bain de mer raffermit la peau, lui donne plus de consistance,
fortifie les systèmes musculaire et lymphatique, rend la digestion et
l'absorption plus actives et donne une nouvelle énergie à toutes les fonctions; il constitue une médication puissante qui excite dans toute l'économie une sorte de réaction fébrile propre à réveiller la force médicatrice de
la nature dans un grand nombre de maladies chroniques. Mais cet agent
thérapeutique ne doit pas être trop généralisé; employé d'une manière
peu rationnelle, il a souvent rendu des maux incurables; il convient
spécialement dans les maladies lymphatiques et nerveuses, *pourvu que
les malades aient la force suffisante pour réagir contre l'impression du
froid, et que la maladie ne soit compliquée d'aucun symptôme inflammatoire*, précepte fort important qu'il ne faut pas négliger. On doit
en interdire l'usage aux enfans au-dessous de deux ans, aux vieillards,
aux femmes dans tous les cas où il serait à craindre de porter
un trouble dans l'équilibre du système, dans la pléthore sanguine, les

Son action énergique doit rendre le médecin prudent dans son emploi. On a observé que tous les tempéraments ne la supportent pas également bien. Certains individus nerveux, et dont la peau est délicate et impressionable, comme le sont la

anévrismes internes, et dans toutes les circonstances où le refoulement du sang à l'intérieur vers la tête ou la poitrine est à craindre. En effet, les exemples d'apoplexie ou de péripneumonie survenues par l'emploi des bains de mer ne sont pas rares. Ces bains sont encore nuisibles aux individus affectés de dartres humides, de goutte aiguë, à ceux dont les rhumatismes ont un caractère un peu inflammatoire, et à ceux qui sont très sensibles à l'action du froid.

L'efficacité des bains de mer se manifeste particulièrement dans le rachitis et les affections scrofuleuses, telles que les engorgements des ganglions cervicaux, le carreau, les ulcères fistuleux, la carie des os, l'ophthalmie, pourvu que ces maladies ne soient pas dans leur période inflammatoire, car on doit se rappeler qu'il est dans les écrouelles un état aigu qui réclame plutôt des adoucissants que des toniques. Les enfants atteints de maladies strumeuses, après avoir respiré l'air de la mer et pris quelques bains, acquièrent en peu de temps de la coloration, un caractère de vie et de force qu'ils avaient perdu ; l'engorgement des glandes, la diarrhée, la carie même des os, se dissipent ; les ligaments, les cartilages, les muscles, prennent assez de consistance pour prévenir la récidive des difformités de la taille et des membres ; enfin les bains de mer sont un excellent complément du traitement orthopédique etc. (Le même, page 808).

Ces quelques remarques sur la manière d'agir de l'eau de mer, empruntées au traité de Patissier, suffiront pour faire apercevoir les rapports qui peuvent exister entre les effets que paraît produire, sur l'économie, l'eau saline iodurée de Castrocaro, et ceux de l'eau de mer employée comme agent thérapeutique. Pour la composition de celle-ci, nous renvoyons le lecteur aux pages 148, 154 et 158 de notre livre, où se trouvent exposées les analyses de Giuli, de Laurens et de Calamai.

R. M.

plupart des sujets très disposés aux scrofules, ont souffert de certains troubles nerveux, tels que nausées, vertiges, céphalée, lassitude générale etc., lorsqu'ils ont fait tout d'abord usage des bains avec cette eau seule; il a été alors nécessaire de l'affaiblir avec de l'eau ordinaire, que l'on y a ajouté dans la proportion des deux tiers de la masse; puis de la moitié, puis d'un tiers et ainsi de suite. Il en est de même des enfants en bas âge, auxquels il vaut mieux ne faire prendre des bains avec l'eau de Castrocaro qu'après avoir mélangé celle-ci avec une certaine quantité d'eau commune. C'est du reste au médecin à en régler l'administration suivant les cas.

On peut en dire autant de son usage à l'intérieur; sa saveur fortement salée fait que beaucoup de personnes ne peuvent la prendre pure, même à petites doses; et son usage, trop long-temps continué ou mal dirigé, produit des effets désastreux sur l'économie. L'auteur de cette notice rapporte, d'après le témoignage du D.r Taddei De-Gravina, que plusieurs des habitants peu aisés des alentours de Castrocaro, qui se servaient pour les usages domestiques du sel provenant de ces eaux, étaient maigres et faibles, et que quelques uns d'entr'eux, selon la plus ou moins grande quantité qu'ils en consommaient, étaient réduits à un état de marasme dont il ne leur était possible de se relever qu'en cessant tout-à-fait d'en faire usage.

On fera bien de commencer par deux onces par jour pour les adultes, en augmentant graduellement la dose et en l'étendant avec l'eau commune afin qu'elle soit moins désagréable; peu à peu on finit par s'habituer à la boire pure, et à la dose de huit à dix onces par jour.

On ne doit point se servir de baignoires en cuivre étamé parceque le brôme et l'iode attaquent ce métal et qu'il en résulte alors des décompositions ou des combinaisons nouvelles qui peuvent être nuisibles à l'économie, et que la grande quantité de chlorure de sodium qui s'y trouve, ne tarderait pas à les endommager. Les meilleures baignoires sont celles de fer blanc verni à l'huile dégraissée mêlée à quelque couleur, parce qu'alors il n'y a plus à craindre le contact immédiat de l'eau saline avec le métal. On peut se servir aussi de baignoires de marbre ; les vases en terre cuite ont l'inconvénient de se détériorer par l'action de l'eau minérale qui pénètre bientôt dans leur parois, ainsi on fera mieux de ne pas s'en servir pour les demi-bains ou autres usages. Les baignoires en bois seraient bonnes, n'était qu'il est rare que les planches se maintiennent dans une juxta-position parfaite.

La température du bain doit être réglée suivant le besoin. L'auteur conseille, pour la caléfaction de l'eau destinée au bain, de se servir de ces petits fourneaux cylindriques qui sont faits en cuivre, et que l'on plonge dans celui-là, après les avoir remplis de charbons allumés. La méthode qui consiste à faire chauffer une portion de l'eau dans une chaudière, et à la vider ensuite dans le bain, n'est applicable que dans les cas où on veut ajouter une certaine quantité d'eau commune à l'eau minérale, car si l'on chauffe tout d'abord l'eau salée, il s'en suivra, à la longue, la corrosion du vase dont on aura fait usage, et l'altération de l'eau.

Il faudra changer l'eau lorsqu'on s'en sera servi trois ou quatre fois ; le bain ne devra pas être prolongé au-delà d'une heure, tandis qu'il suffira d'une demi-heure une fois par jour pour les premières immersions, quand celles-ci devront être générales.

PREMIERS ESSAIS THÉRAPEUTIQUES

FAITS AVEC LES EAUX SALSO-IODIQUES

DE CASTROCARO

PAR LE DOCTEUR

CORRADO TADDEI DE-GRAVINA

Le D.r De-Gravina ayant été appelé en **1838** à occuper la place de premier médecin du district de Rocca S. Casciano, et s'étant occupé dès-lors, ainsi que doit le faire tout médecin auquel la santé d'une population est confiée, de la topographie sanitaire du pays, ne tarda pas à porter plus particulièrement son attention sur les eaux minérales dont le professeur Antoine Targioni-Tozzetti avait fait naguère l'analyse. Désireux d'en essayer l'application, ses premières observations portèrent sur une jeune fille de 18 ans, scrofuleuse, qui avait une carie à l'os moyen du métacarpe de la main gauche, communiquant au dehors par un vaste ulcère fongueux, et dont il obtint la guérison entière au bout d'un mois de traitement qui consista en maniluves d'une heure chaque jour. Encouragé par ce premier succès, et l'ayant essayé de nouveau, d'après le conseil du professeur A. Targioni Tozzetti, chez son propre neveu, lequel en retira de grands avantages, le docteur De-Gravina voulut l'éprouver dans les cas où l'iode et l'eau marine ont une action héroique.

Ce médecin traita un assez grand nombres de malades avec l'eau de Castrocaro; de ce nombre il cite les cas suivants·

1. Un paysan se présenta à lui dans un état de maigreur extraordinaire, ayant les glandes cervicales et inguinales atrophiées, ayant de l'oppression et éprouvant un sentiment de constriction à la gorge et de la cardialgie après les repas; étant sujet à des ophthalmies légères et émettant avec son haleine une odeur ressemblant à celle de l'iode. Lui ayant enjoint de ne plus assaisonner ses aliments avec le sel extrait de ces eaux, ainsi qu'il le faisait auparavant, il ne tarda pas à se remettre.

2. Un jeune homme de 15 ans, présentant une tumeur qui occupait le tiers moyen du bras droit et qui s'était ouverte, il y survint une inflammation de nature scrofuleuse du périoste avec degénéréscence fongueuse. Après vingt cinq jours de bains, les plaies fistuleuses se fermèrent, le gonflement disparut et une guérison complète eut lieu. Il est à remarquer que, pendant le temps que durait le traitement, il se plaignait d'une grande faiblesse musculaire, et qu'après être resté dans le bain pendant une demi-heure, sa vue s'obscurcissait en partie, il lui venait des larmoiements et de la céphalalgie.

3. Une homme qui avait une dureté circonscrite à l'hypocondre droit par cause traumatique, avec coliques et évacuations de calculs biliaires, fut soumis à l'usage des bains entiers à la température de 18° à 23° R. et prit en outre un verre de cette eau en deux fois. Cette eau produisait une action purgative, et le malade guérit au bout d'un mois. Le sujet de cette observation ne put jamais rester plus de trente cinq minutes dans le bain, parce qu'il lui survenait de la difficulté de respirer, de la constriction à la gorge et un sentiment de tension à la tête.

4. Deux petites sœurs de constitutions éminemment scrofuleuses, furent mises dans le bain à 23° et 25° R., mais avant qu'une demi-heure ne se fût écoulée, il survint des vertiges, des nausées, des douleurs à l'estomac, accidents qui cessèrent au bout de deux heures. Le jour suivant le bain ayant été répété, les phénomènes de la veille se montrèrent de nouveau. Le même résultat eut lieu à un troisième essai; mais lorsque l'on eut affaibli l'eau, ces accidents ne reparurent plus.

Il découle de ces faits que cette eau agit avec énergie sur l'organisme, et delà, nécessité de l'étendre d'une certaine proportion d'eau commune comme nous avons vu que l'avait conseillé le professeur Targioni Tozzetti.

Le D.r De-Gravina avec le secours de l'eau de Castrocaro, a obtenu des succès nombreux et brillants dans les maladies scrofuleuses, a réussi à enrayer la marche du rachitisme et même à en opérer la guérison. Il l'a trouvée avantageuse dans les phlogoses intestinales avec diarrhées intercurrentes, ainsi que dans les empâtements inflammatoires du foie. Il dit s'en être servi aussi dans les leucorrhées, dans la métrorrhagie quand celle-ci dépend d'une inflammation lente de l'utérus.

Après une série d'essais, il s'est assuré que l'on peut élever artificiellement cette eau à la température de 18° R. à 29° R., sans porter nullement atteinte à son efficacité, tandis qu'au dessus de 29° R. elle lui a semblé moins active.

Ce médecin termine en faisant observer que les eaux de Castrocaro doivent leurs propriétés purgatives à la grande quantité de sel marin qu'elles contiennent, et que par conséquent elles sont douées de toutes les vertus thérapeutiques qui appartiennent à ce sel, à savoir les déobstruantes et résolvantes, et que de plus elles possèdent les propriétés que l'on a reconnues à l'iode.

L'eau dont nous venons de faire l'histoire n'est plus aujourd'hui employée que sous forme de bain, depuis que le docteur Frassineti propriétaire des sources en a découvert une autre dans laquelle le célèbre professeur de Florence, auteur de ce Mémoire, et qui en a fait aussi l'analyse, a constaté la présence des mêmes éléments et lui a trouvé la même activité, avec l'avantage sur la première d'être moins désagréable au palais.

FIN

TABLE

DES MATIÈRES

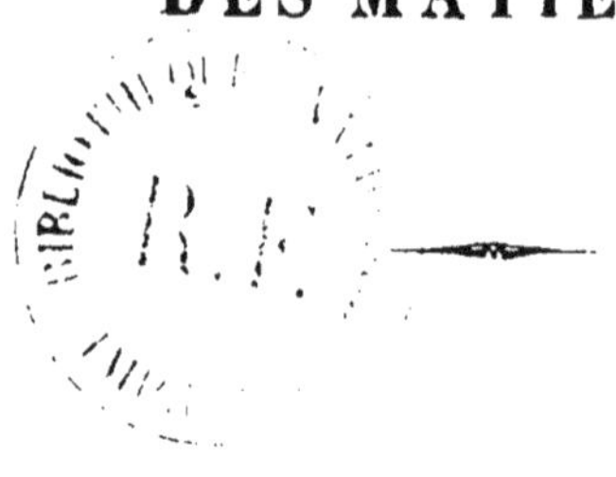

PORRETTE

GRAVURES SUR CUIVRE

VIGNETTES

ERRATA

Page		Ligne			*lisez*	
Page	33	Ligne	13	Appennins	*lisez*	Apennins
—	34	»	24	des fenêtres à l'Italienne,		des fenêtres percées à l'italienne,
—	38	»	30	eu		eut
—	85	»	5	Pâtissier		Patissier
—	87	»	21	un des côtés du fole.		les muscles d'un des côtés de la face.
—	108	»	12	pendent		pendant
—	110	»	20	névrilême,		névrilême,
—	126	»	23	ajoutés		ajoutées
—	145	»	7	Appennins,		Apennins,
—	146	»	28	le première		la première
—	180	»	25	cachéxie etc.;		cachexie etc.;
—	188	»	11	métrorragie,		métrorrhagie,
—	209	»	22	dégré		degrés
—	211	»	6	et douloureux, les jambes œdematiées,		et douloureux, les jambes œdématiées,
—	212	»	18	préparation		préparations
—	230	»	5	je prescrivais		je prescrivis
—	243	»	13	subappennine		subapennine

Page 191 Ligne 6 *lisez* sous sa direction spéciale; et dans la seconde, les malades soignés à domicile et dont le traitement est moins soumis que celui de la précédente catégorie à des règles fixes d'uniformité et de durée.

— — » 25 contrecarrer les effets, tandis que ces conditions variaient presque du tout au tout, dans la catégorie précédente.

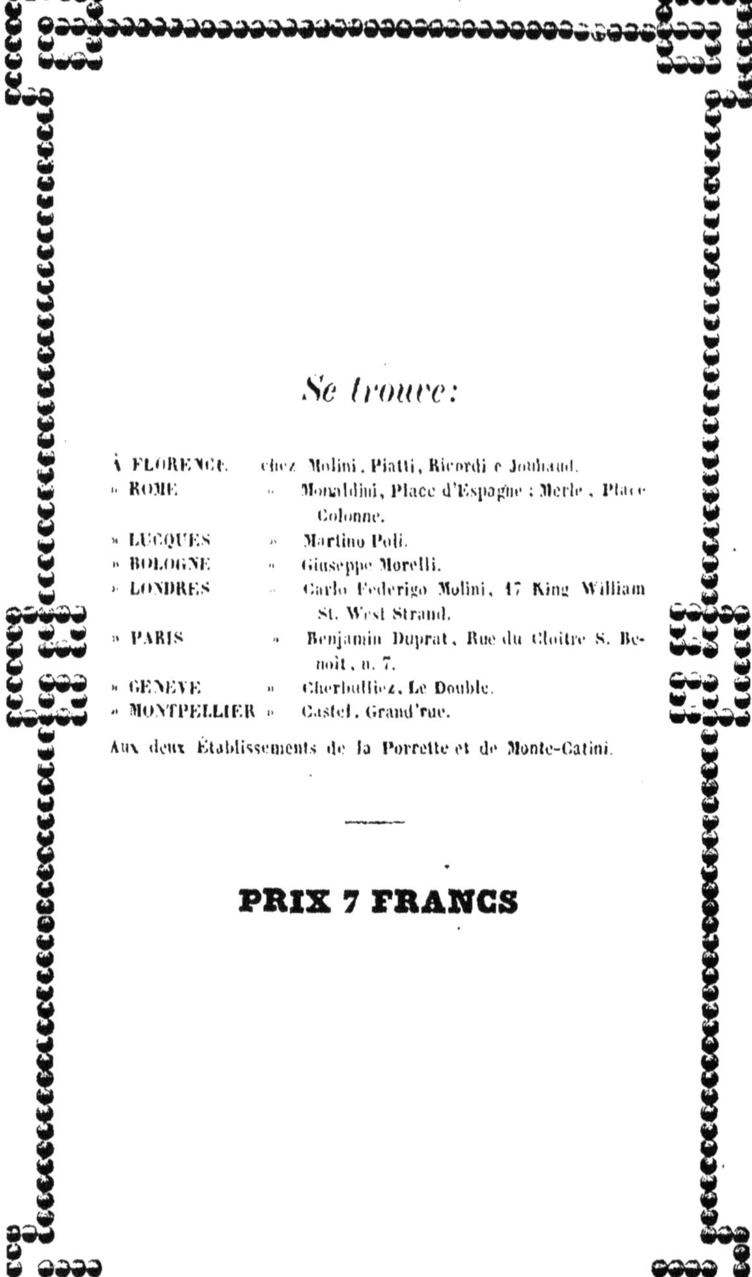

Se trouve:

À FLORENCE,   chez Molini, Piatti, Ricordi e Jouhaud.
» ROME   »   Monaldini, Place d'Espagne ; Merle , Place
                    Colonne.
» LUCQUES   »   Martino Poli.
» BOLOGNE   »   Giuseppe Morelli.
» LONDRES   »   Carlo Federigo Molini, 17 King William
                    St. West Strand.
» PARIS   »   Benjamin Duprat, Rue du Cloître S. Be-
                    noît , n. 7.
» GENÈVE   »   Cherbulliez, Le Double.
» MONTPELLIER »   Castel, Grand'rue.

Aux deux Établissements de la Porrette et de Monte-Catini.

PRIX 7 FRANCS